U0333585

献给亿万好妈妈的亲子健康书

妈妈是孩子

—最好的—

私人医生

简单明了·实用易学·内容完善

良好的**习惯**，**成就**孩子好身体
不良的**习惯**，**毁掉**孩子的一生

杨燕◎编著

编委：王俊宏 杨建宇

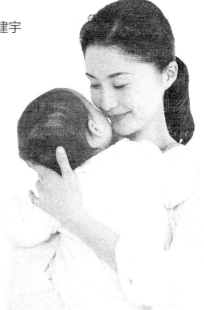

江苏凤凰科学技术出版社

图书在版编目（ＣＩＰ）数据

妈妈是孩子最好的私人医生 / 杨燕编著 . -- 南京：江苏凤凰科学技术出版社，2015.10
ISBN 978-7-5537-5617-2

Ⅰ . ①妈… Ⅱ . ①杨… Ⅲ . ①小儿疾病－防治
Ⅳ . ① R72

中国版本图书馆 CIP 数据核字 (2015) 第 257951 号

妈妈是孩子最好的私人医生

编　　　者	杨　燕
责 任 编 辑	刘　强　　孙连民
责 任 校 对	郝慧华
责 任 监 制	曹叶平　　方　晨

出 版 发 行	凤凰出版传媒股份有限公司 江苏科学技术出版社
出版社地址	南京市湖南路 1 号 A 楼，邮编：210009
出版社网址	http://www.pspress.cn
印　　　刷	北京建泰印刷有限公司

开　　　本	880mm × 1230mm　1/32
印　　　张	9.5
字　　　数	160 千字
版　　　次	2016 年 1 月第 1 版
印　　　次	2016 年 1 月第 1 次印刷

标 准 书 号	ISBN 978-7-5537-5617-2
定　　　价	28.00 元

图书如有印装质量问题，可随时向我社出版科调换

前 言
QIANYAN

有一句话说得好："可怜天下父母心。"在这世上，只有父母对孩子的爱是最无私的，这份爱怀有的深情是其他感情无法比拟的。尤其是妈妈，因为孩子是从她身上掉下来的一块肉，她对孩子的那份爱超过任何人。

每个孩子在成长的过程中都是脆弱的，因为他们还没有发育完全，最容易受到病魔的侵袭和意外的伤害，所以，作为妈妈必须万分谨慎，精心呵护。这份爱子心切的心理，每个人都能理解。

每一个当妈妈的人都十分不易，当孩子生病的时候，都会变得忧心忡忡，想真正帮助孩子解除生病带来的苦痛，但又不知如何下手。正因如此，妈妈才必须要多了解一些医学知识，用实际行动来帮助自己的孩子，做一个合格的好妈妈，真正带孩子远离疾病的困扰和意外的伤害。

很多妈妈觉得生病了就应该找医生，出现意外伤害就应该找医生，但是，医生并不常伴孩子身边，真正陪在孩子身边的恰恰是你——孩子的妈妈。妈妈是孩子最好的医生，只要妈妈肯用心去学习，就一定可以帮助孩子去应付生活中常见的疾病。很多缺少医学常识的妈妈，孩子生一点儿小病，就不知如何是好，于是带着孩子匆匆去医院、看医生，这样折腾下来，费时又费力。其实，对于一些小病，懂医学常识的妈妈，完全可以应付得来，当孩子生病时，妈妈只要注意观察孩子的症状，并且及时和正确地对孩子进行护理，那么，只需一些简单的药物，就完全可以解决孩子生病的问题，不去医院也会自愈的。

本书是 0 ~ 12 岁孩子常见疾病和意外伤害的指导手册，它会准确地告诉各位妈妈当孩子出现身体不适和意外伤害的时候，如何进行家庭治疗和护理，帮助孩子远离疾病，恢复健康。各位妈妈要谨记：一旦孩子出现的病症您应付不了，或未见好转时，还是应尽快就医。

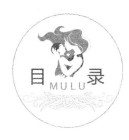

第一章◎均衡饮食能够防御疾病

"吃"对我们的生存发展有着极为重要的意义,尤其是正在生长发育的小孩子。想让孩子健康地成长,就一定要注意饮食均衡,这就是说,在提供多种食物来满足人体正常生理需要的热能和各种营养素的条件下,还要保持各种营养素之间的数量平衡,以利于它们的吸收和利用,从而达到合理营养的目的。

第二章◎别让小病缠上孩子

小孩子在生长发育的过程中，体质最弱，所以总是会被一些小病缠身，例如，伤风、感冒、发烧一类的小病，妈妈们需要给孩子做好预防，一旦生了病，也要尽快处理，选择符合医治病情的药物，来帮助孩子恢复健康，别让小病影响孩子的成长。

第三章◎合理运动，练出好体质

很多妈妈虽然非常重视自己孩子的健康，但侧重点还是放在饮食和营养品上，而往往忽视增强孩子抗病能力的最佳方法——运动。要知道，多做运动可以增强孩子的体质，让他有一个健康的好身体。

第四章◎关注孩子的心理健康

很多妈妈总是在孩子身体健康的问题上下功夫，却经常忽略孩子的心理问题，其实，孩子的心理健康问题和身体健康问题都是同样重要的。心理素质是做人的基础，因此，妈妈们在日常生活中要万分留意孩子的心理健康。

第五章◎睡得好，孩子才能健康成长

拥有足够的睡眠是一个孩子生长发育和健康成长的先决条件之一。因为，在睡眠过程中氧和能量的消耗最少，有利于恢复疲劳；内分泌系统释放的生长激素比平时增加3倍，有利于生长发育和大脑成熟。因此，妈妈要想方设法保证孩子高质量的睡眠，让孩子更好地成长。

第六章◎按摩推拿，解决孩子小问题

按摩推拿，对孩子而言有很多好处，通过按摩推拿，能够激发小儿机体的自身调节作用，平衡阴阳、调和脏腑、疏通经络、行气活血、扶正祛邪、纠正经络的偏差，调整小儿的脏腑功能，增强小儿免疫功能来达到强身治病的目的。

第七章◎四季的安全防护

　　一年分为四季，四季的气候特点各有不同，对于成长中的小孩子需要妈妈的精心呵护，悉心照料，才能"安全"过四季。因此，妈妈们要根据四季的气候变化，来为自己的孩子选择饮食，增减衣物，预防当季流行病，呵护孩子健康成长。

第八章◎必须掌握的急救措施

在生活中，还处于"弱势"的孩子们，经常会遭受到意外伤害，所以，作为孩子的妈妈，应该多学习，掌握一些基本的急救措施，这样一来，当孩子发生意外伤害时，就能够在一定程度上降低伤害，并为医院的进一步急救打下很好的基础，甚至在某些情况下是生与死的差别。因此，一定要万分重视。

第一章 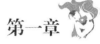 均衡饮食能够防御疾病

"吃"对我们的生存发展有着极为重要的意义，尤其是正在生长发育的小孩子。想让孩子健康地成长，就一定要注意饮食均衡，这就是说，在提供多种食物来满足人体正常生理需要的热能和各种营养素的条件下，还要保持各种营养素之间的数量平衡，以利于它们的吸收和利用，从而达到合理营养的目的。

儿童远离肥胖如何调理饮食

　　我国很多的少年儿童都喜爱吃高热量的食物，而对营养健康的蔬菜不屑一顾，造成自身脂肪摄入过高。如此一来，儿童肥胖及儿童期的成人慢性病问题日益突出，成了一个令家长十分担忧的问题。

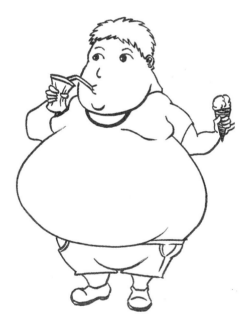

　　目前，我国城市少年儿童的超重率为 8.1%，肥胖率为 3.4%，从这个百分比中就可以看出，很多孩子正被肥胖问题

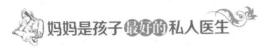

困扰着，更重要的是，如果不及时调整孩子的饮食习惯，将会成为孩子成年后罹患心脑血管病、高血压、糖尿病、肝胆疾病等慢性病的诱因。

一、不良饮食诱发肥胖

从饮食习惯来看，高热量、高脂肪的西式快餐逐渐成为儿童生活中的重要组成部分，在城市儿童中，尤其在大城市，近3成的学龄儿童几乎每周都会吃一次西式快餐，其中炸鸡、汉堡、可乐等热量、油脂高的食物是他们的最爱。

此外，由于现代家庭以独生子女为主，通常妈妈为了尊重孩子的口味，总是依孩子的口味烹饪，放任孩子吃爱吃的食物。但是孩子缺少营养意识，总是想吃就吃、喜欢吃什么就使劲吃，导致营养失衡，并且胃口越来越大，体型也越来越胖。

二、合理三餐均衡营养

我国儿童和青少年的膳食中，热量供给已基本达到标准，但蛋白质供给量偏低，优质蛋白质比例少，钙、锌、维生素 A 等微量营养素供给明显不足。目前，0～20 岁人群贫血患病率为 6%～29%，这也与膳食结构不合理有关。如很多孩子只吃鸡蛋、肉这些含铁多的食物，而这些铁都是三价铁，人体内是不吸收的，必须是在吃含维生素 C 多的蔬菜和水果的情况下转化成二价铁才会被人体吸收。因此，孩子如果只吃肉、不吃菜，就容易出现贫血现象。

食物与营养直接影响青少年的体能与智能发育，保证一日三餐摄入均衡营养才能为孩子的生长发育和学习提供保障。首先，要让孩子养成按时按量有规律进食的好习惯。早餐尤其要注意合理搭配，包括奶类、豆类、肉类、蛋类、谷类、蔬菜、水果等。经常不吃早餐，会导致全天的能量和营养素摄入不足，影响学生的认知能力和短期记忆能力，更有可能导致孩子在吃午餐时饥肠辘辘，不知不觉吃下去过多的食物引起能量摄入过多，从而在体内转化为脂肪蓄积，进一步引发肥胖。中餐和晚餐，都要保证孩子吃够谷类，搭配适量肉类和蔬菜，同时可以根据具体情况为孩子适当加餐，补充一些坚果、水果、牛奶及杂粮食品。

其次，想要孩子身体营养均衡，合理膳食就要做到食物多样化：以谷类为主，包括大麦、玉米、燕麦、大米、小麦等。此外，要每天吃水果蔬菜，常吃奶类、豆类及豆制品；经常吃适量的鱼、禽、蛋，少吃肥肉和荤油等。以儿童早餐为例，妈妈在考虑孩子早餐营养时，多半认为多吃肉和奶营养会更好，却忽略了谷类、蔬菜和水果。中国居民膳食平衡宝塔的分类方法把食物分为谷类、蔬菜、水果、肉类和奶类。如果食用了两类或者少于两类就算早餐质量差，食用了其中 3 类则为早餐质量较好，如果能食用够 4 类则为早餐营养充足。

三、儿童减肥食谱推荐

1. 山楂蜜饯

原料：生山楂 500 克，蜂蜜 250 克。

制法：先去除山楂的果柄及果核，放入锅内，加清水适量，煎煮至七成熟时加入蜂蜜，再以小火煎煮至熟透，收汁即可。待冷却后放入瓶内贮存备用，每日服数次。

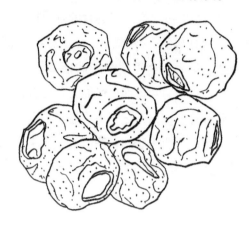

功效：能消除脂肪，并具有补虚、活血化瘀等功效，对肥胖病有一定疗效。

2. 白菜虾米

原料：干虾米 10 克，白菜 200 克，植物油 10 克，酱油 10克，食盐 3 克，味精少许。

制法：先将干虾米用温水浸泡发好，再将白菜洗净，切成约 3 厘米的段。将油锅烧热，放入白菜炒至半熟，将发好的虾米、食盐、味精放入，稍加清水，盖上锅盖烧透即可。

功效：具有补肾、利肠胃等功效，适合肥胖儿童经常食用。

3. 黄瓜拌肉丝

原料：鲜嫩黄瓜 750 克，猪瘦肉 100 克，当归 3 克，白糖50 克，醋 30 克，食盐 2 克，生姜 10 克，菜油 50 克。

制法：先将黄瓜切段，生姜切丝，当归切片；猪肉用开水烫熟后切丝。之后，在肉丝、黄瓜段里加入糖、醋、盐、姜丝拌匀；最后，待油锅烧至八成熟，再放当归片，等浸出香味弃用当归，随后淋油拌匀即可。

功效：具有滋阴润燥、清热利湿之功效，不仅帮助肥胖儿减肥，亦可红润肌肤。

注意饮食，保障孩子肠胃健康

孩子小的时候肠胃是十分虚弱的，因此，妈妈必须在饮食上为孩子层层把关，否则就很容易给孩子的身体带来"灾难"。那么，要保护孩子的肠胃，妈妈应该怎样做呢？注意以下四点，就可以保障孩子的肠胃健康。

注意一：食物要确保干净卫生

从中医经验来看，很多慢性病都和肠胃的问题有关，所以，妈妈一定要保证孩子食物的卫生，防止病从口入。那么妈妈应该怎样保证孩子干净的饮食呢？

1. 妈妈每次为孩子准备食物或者喂食前，一定要洗手，保证指甲的清洁。

2. 家中的餐具一定要严格消毒。

3. 保证食物远离携带病菌的苍蝇和昆虫。

4. 将肉类、鱼、海鲜、家禽煮到十分熟以杀灭有害细菌。

5. 彻底重新加热固体和液体食物。对于固体食物，应加热到食物的中心。对于液体食物，应煮到沸腾。

6. 如果可能，要喂食新鲜的食物。避免食物放置的时间过长，尤其是在室温下。应将食物放入冰箱以减缓细菌的繁殖速度。

7. 放入冰箱的食物应该加盖封藏。

8. 孩子吃剩的任何食物都应该扔掉。食物上已经沾了口水，所以会很快滋生细菌。

注意二：小心孩子的便秘

便秘是对肠道健康的最大威胁，长期便秘，最容易引起肠道垃圾堆积。在便秘后，孩子就会容易引起腹胀，自然食欲也就会下降很多。孩子不好好吃饭，怎么能保护好肠胃呢？因此，妈妈如果发现孩子有便秘症状，一定要抓紧时间治疗。合理的饮食是治疗孩子便秘最好的"药"。

孩子便秘，妈妈不妨为孩子准备一些润肠食品，如海带、苹果、草莓、番薯、黑木耳等。除此之外，一些含高纤维素的食物也能有效帮助孩子润肠通便，如菠菜、白菜、油菜、芹菜。当然，五谷杂粮也是帮助孩子通便的一大利器，玉米、大麦、荞麦等五谷杂粮营养丰富，孩子一定要多吃。

对于便秘情况比较严重的孩子，妈妈可以准备一些儿童益生菌产品。益生菌是一类对宿主有益的活性微生物，适量补充益生菌产品，不仅能帮助孩子建立起健康的肠道环境，增强孩子对营养物质的消化吸收能力，减少孩子便秘的现象；还能促进孩子的肠道免疫系统发育，增强孩子的抵抗力，让孩子少生病。

不过在服用益生菌产品时需特别注意一点，益生菌只有活着到达肠胃才能发挥功效。

下面推荐两款治疗孩子便秘的食谱：

杏仁羹

原料：杏仁 10 ~ 20 克，山药 50 克，胡桃肉 20 克，蜂蜜适量。

做法：将前三种食材洗净、去皮、打碎、和匀，加入少量蜂蜜，加适量水，煮沸即可。

香蕉芝麻粥

原料：去皮香蕉 100 克，炒芝麻 30 克，糯米 200 克，蜂蜜适量。

做法：将香蕉切丁，糯米漂洗浸泡待用。在锅中加水烧开，放入糯米，小火煮至糯米开花，加香蕉丁、炒芝麻一并熬成粥，稍凉后，加入少量蜂蜜即可。

当然，孩子便秘，妈妈可不能一个劲儿地想着为孩子寻找通便食品，某些食物在孩子便秘期间是不能吃的，因此，妈妈需要注意。例如：糖、柿子、高粱、糯米、高蛋白或高钙食品等，这些食物会减少胃肠道的蠕动，加重孩子病情。

注意三：口腔一定要卫生

在成人的唾液中，至少有上千种不同的细菌，这都是从小到大一点一点慢慢累积下来的结果，这些细菌在成人体内已经形成了一种平衡的状态。可对于肠胃还比较洁净的孩子而言，如果接受这么多的细菌，就很容易造成感染。

所以，妈妈在平日里要格外注意孩子的口腔卫生，帮助孩子养成良好的饮食习惯，避免给孩子弱小的肠胃带来负担。具

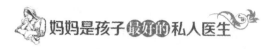

体应该注意3点：

1. 妈妈不要咬碎食物喂养孩子，不要共用餐具，也不要用嘴吹孩子的牛奶、菜汤，从而截断变形链球菌的传播途径。

2. 叮嘱孩子饭后和睡前刷牙，特别是睡前，因为睡觉时咀嚼、语言等活动停止，唾液分泌减少，不刷牙细菌更容易繁殖。

3. 合理调整食物结构，多吃谷类，保证鱼、肉、蛋、奶、豆类、蔬菜和水果，吃好早餐，保证一日三餐的热量分配合理。少吃甜食、零食，三餐之间和临睡前不吃甜食，吃完甜食要立即漱口。

有很多的妈妈一定想不到，某些食物居然可以帮助孩子清洁口腔，下面就给妈妈介绍以下几种神奇食物。

大蒜、葱、姜：这些食物能够有效抑制口腔中的细菌繁殖。

鸭梨：饭后吃些鲜梨，可通过细嚼慢咽洗刷牙面、按摩牙龈来消除牙缝中的食物残渣。

海鱼：海鱼中含有氟，氟可以通过抑制细菌中的酶来阻碍细菌生长。

大枣：大枣中含有乌苏酸和夹竹桃酸。这两种成分能控制蛀齿菌产生酶，不破坏口腔菌的菌系平衡。

动物内脏：这些内脏含有丰富的铁和锌，铁和锌能抑制细菌产酸，因而也有护齿作用。

注意四：不吃生冷食物

生的动物性食物，是人体另一个细菌感染的来源，容易造成孩子腹泻。除此之外，生冷的食物不易消化，容易伤及孩子的脾胃。

1. 不给孩子吃生鱼片、半生不熟的牛羊肉、醉虾、醉蟹、不熟的蜗牛或田螺、黄泥螺等。

2. 冷饮和冰箱里拿出来的东西不能给孩子吃，因为孩子太小，肠道还未发育完全，抵抗力也不是很强。

3. 在日常烹饪食物的时候，妈妈一定要保证食物已经熟透，特别是海鲜等肉类。

日常生活中，妈妈为孩子挑选食物，应该以温热的食品为主，煲菜类、烩菜类、炖菜类或汤菜等做法都非常适合孩子的肠胃。如果孩子发生腹泻，妈妈一定要带着孩子赶紧治疗，以免给他的肠胃带来更多的伤害。

让孩子远离垃圾食品

什么是垃圾食品？垃圾食品是那些高热量，"口感好"，实际却没有什么营养价值的东西，在日常生活中，小孩子如果过度食用它们，就会导致自身肥胖、多动、注意力不集中等不良症状。所以作为孩子的妈妈，对垃圾食品一定要引起重视，让孩子远离这些引起健康隐患的垃圾食品。

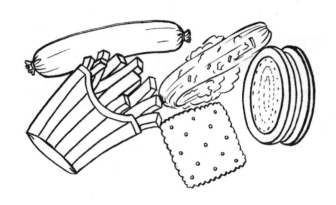

　　小孩子常常会被电视上的零食广告所吸引，而这些零食，大部分是含有高糖分、色素、香料的甜食类。小孩子吃多了，血糖会很快上升，影响食欲及正餐的摄取，久而久之，爱吃零食的小孩，会变得瘦弱、脸色苍白、胃肠不好，对健康的影响很大，而且，孩子一旦吃了零食又吃正餐，则很容易发胖。

一、影响孩子健康的五大类垃圾食物

　　1. 油炸类食品。①导致心血管疾病的元凶（油炸淀粉）。②含致癌物质。③破坏维生素，使蛋白质变性。

　　2. 腌制类食品。①导致高血压、肾负担较重，导致鼻咽癌。②影响黏膜系统（对肠胃有害）。③易得溃疡和发炎。

　　3. 加工类肉食品（肉干、肉松、香肠等）。①含三大致癌物质之一：亚硝酸盐（防腐和显色作用）。②含大量防腐剂（加重肝脏负担）。

　　4. 饼干类食品（不含低温烘烤和全麦饼干）①食用香精和色素过多（对肝脏功能造成负担）。②严重破坏维生素。

③热量过多，营养成分低。

5. 汽水可乐类食品。①含磷酸、碳酸，会带走体内大量的钙。②含糖量过高，喝后有饱胀感，影响正餐。

二、如何让孩子远离垃圾食品呢？

1. 转移注意力

例如：在周末，妈妈带着自己的小孩在小区里玩小汽车，当孩子看着邻居家的小朋友吃奶糖，就目不转睛地盯着那白底蓝花的图案，十分专注，嘴巴也跟着动了动。妈妈装作对这些糖纸感兴趣，同孩子一起欣赏了一会儿，然后开始巧妙地将孩子的注意力转移到别的游戏上，"这个小汽车很好，可惜不能开，你的脚踏车呢？"孩子转过头去找脚踏车，妈妈又说："这地方太小，脚踏车跑不快，我们到花园那边去，让汽车和脚踏车赛跑。"就这样，妈妈成功让孩子转移了注意力，一玩得高兴，孩子就想不起刚才的奶糖了。孩子的注意力很容易转移，如果看不见也就忘到脑后了。不过，这样的即兴创作对妈妈而言可是个很大的挑战，就像一场智力竞赛，妈妈得比孩子"聪明"才有可能胜出。

2. 看好婴幼儿吃甜食

孩子在婴幼儿时期，妈妈有权决定孩子吃什么，所以一定要在可以为孩子做决定的时候，好好把握。目前，我们周围有很多仍处于婴幼期的小孩子，已被垃圾食品包围了。科学家对400名从6个月到4岁大的婴幼儿进行了跟踪调查，发现有近1/4的孩子吃的所有食物都是"垃圾食品"，如加糖饮料、果汁和软饮料及功能性饮料。而健康专家们目前划定的婴幼儿食

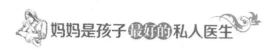

用甜点标准是，不要超过食物总量的20%。大量食用垃圾食品，会引发婴幼儿发生营养缺乏症，尤其是孩子的大脑和神经系统正处在发育阶段，需要全面的营养才能健康成长。

3. 积极心理预防

妈妈也可随时和自己的孩子聊天沟通，比如对孩子比较崇拜或喜欢的人物，可以告诉他，这些人在小时候就不喜欢吃垃圾食品，所以才这么漂亮、勇敢、厉害！不断灌输这样的概念，孩子当然不会马上理解，但重复的次数多了，他心里会有一个概念，妈妈不赞成我吃太多这些红红绿绿的东西。再有贪吃的欲望时，他就会犹豫。这是一项长远的说服工作，等孩子成长起来，有了分辨能力和自制能力的时候，妈妈的话会潜移默化地影响他今后对食物的选择。

4. 丰富日常饮食

平日里尽量让宝贝多吃水果、蔬菜、坚果、红枣、奶制品之类富含维生素和矿物质的食物，把他那小小的胃占满。饱饱的感觉不会让宝贝再生出吃其他食物的欲望，同时又对身体健康非常有益。休息日的时候，妈妈可以和孩子一起亲手做上一盘水果蔬菜沙拉。各种颜色的果肉和蔬菜拌在一起，浇上乳黄色的蛋黄酱，赤橙黄绿，又鲜亮又美味诱人。而且，富有想象力的妈咪，还可以和孩子将沙拉摆出各种形状，盛在漂亮的碗里，吃起来口感也爽爽的，这样会使宝贝觉得这比那些包装袋里的食品更有吸引力。如果日常饮食能让宝贝一见倾心，那么他就会把那些花花绿绿的小食品抛到脑后了。

特别要注意的是，目前人们普遍认为大量食用垃圾食品会导致肥胖，但由于孩子处在发育期，即使吃了过量的"垃圾食品"，也不一定就会表现为体重超标。所以，不能仅以孩子的体重为观察指标，而要注重健康饮食习惯的培养。

改掉饮食坏习惯，防治孩子上火

如今的天气，有时会比较干燥，所以，需要妈妈对自己的孩子的日常饮食把好关，只有这样，孩子才不会轻易出现烦躁、嘴唇干裂、喉咙疼痛、便秘等上火的症状。那么，有哪些饮食坏习惯会令孩子上火呢？若是孩子上火了，妈妈又该怎样帮助孩子"灭火"呢？

一、了解八大饮食坏习惯

坏习惯 1. 孩子不爱喝水

如果孩子补充水分不足，那么会导致神经中枢产生渴感，从而会有要"冒火"的感觉。此外，不爱喝水的孩子，身体内的废物不能及时排出，毒素的长期积累也会使宝宝上火。

正确做法：妈妈要培养孩子喝白开水的习惯，补充孩子体内所需的水分，同时也是在清理肠道，排除废物等。如果孩子不爱喝白开水，可以加少量白糖或者是果汁类的东西，但是妈妈们千万别纵容了孩子只喝糖水的习惯，否则会影响宝宝的身体健康。

坏习惯 2. 刚出锅的食物要趁热吃

相信很多妈妈有让孩子趁热饮食的习惯，实际上，刚出锅

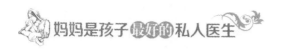

的高温食物容易使孩子的咽部黏膜充血，从而在吞咽时喉咙痛、并有异物感。长期下来，孩子很有可能上火。

正确做法：孩子吃的食物应该温热入口，避免太烫，同时鼓励孩子多喝水。

坏习惯3. 多吃烤坚果有益身体健康

像烤瓜子、烤杏仁等食物往往太干或太咸，孩子在食用时，容易引起口干舌燥、口腔肿痛、腹胀、烦躁等上火症状。

正确做法：在吃瓜子、杏仁等坚果时，应该尽量选择原味的。如果妈妈们可以为孩子亲自烹煮坚果，并在其中加一些菊花、甘草等中草药一同煮制，那就更好不过了！此外，孩子在吃坚果后要多喝水、多吃水果，这样就能够降低上火的风险。

坏习惯4. 用快餐填饱肚子

很多孩子爱吃洋快餐，特别是炸鸡、炸薯条等高热量的食品。这些洋快餐不仅没有营养，如果摄入过多，还会使孩子发胖，同时更容易导致孩子内热重、火气大。孩子"火气"一大就爱出汗，稍微遇风即容易着凉感冒。

正确做法：洋快餐属于"垃圾食品"，孩子要少吃。其实，最根本的预防措施是多吃些粗粮、水果、蔬菜等营养丰富的食物。

坏习惯5. 孩子不爱吃蔬菜水果

生活中，孩子愿意吃大鱼大肉，妈妈也以为大鱼大肉就是宝宝强身健体的最佳食物，其实不然，如果成天大鱼大肉，而不常吃些蔬菜水果的话，很容易缺乏维生素C，造成牙龈、黏膜出血等上火症状。

正确做法：蔬菜水果中含有丰富的营养，是孩子成长过程中不可缺少的食物，孩子应该多吃。"对付"不爱吃蔬果的孩子，妈妈们可以将它们打成果汁，或者与肉拌在一起做成包子、饺子的肉馅。

坏习惯6. 过量食用甜食

孩子总是喜欢吃甜甜的蛋糕、凉爽的雪糕和香甜的水果，可是，如果孩子吃太多的甜食，会加剧上火的症状。如果您的孩子吃太多甜食，会大量消耗体内的 B 族维生素，而出现舌炎、口角炎、眼痛等"上火"的症状。此外，甜食会影响食欲，加重口渴，让人胃胀不想吃东西。这样又会妨碍孩子摄入营养丰富的其他食物，让上火症状加剧。

正确做法：为了孩子的身体健康，妈妈一定要严格控制孩子摄入甜食的量，包括不要食用太多糖分高的水果，如荔枝、蜜瓜等。传统的解暑饮料绿豆汤不但能补充随汗水流失的矿物质，还能帮助人体摄入因吃甜而消耗的 B 族维生素，非常值得推荐。

坏习惯7. 孩子吃辣

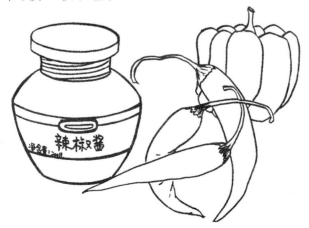

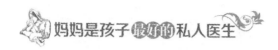

辣椒的营养价值是毋庸置疑的，所以有的妈妈在孩子的菜肴里多多少少会放一些辣椒。可是，辣椒却也是导致孩子上火的元凶之一！如果吃了过多的辣椒，就容易导致孩子口舌生疮、便秘、烦躁等症状，妈妈们要小心了！

正确做法：辣椒中含有丰富的营养，为了避免孩子上火，妈妈不要经常给孩子吃辣椒。此外，孩子可以少量吃一些不辣的彩椒，不仅可以补充丰富的维生素 C，还可以避免上火带来的烦恼。

坏习惯 8. 吃海鲜不适量

过量食用海鲜不仅会使孩子过敏，还容易引发上火的症状，导致孩子口干舌燥、口舌生疮。

正确做法：海鲜的营养丰富，但是妈妈们千万别让孩子食用过量，否则会让孩子出现上火、过敏等现象。此外，在给孩子烹饪海鲜时，妈妈们尽可能选择蒸、煮等方式，避免烤、油炸、炒，这样可以降低孩子上火的风险。

二、学会七招，帮孩子轻松"灭火"

1. 多进食富含纤维素的新鲜蔬菜和水果。

2. 尽量少给孩子提供用油炸和红烧方法烹制的过于油腻性的食物。

3. 控制孩子的零食，特别要少吃高油、高糖的精致化加工食品。

4. 鸡蛋、瘦肉、鱼、豆类等优质蛋白要充足供应，但动物性蛋白质应尽量选择脂肪少的，不可太油腻。在烹调中，多使用清炖、清蒸等方法。

5. 少吃辛辣刺激性食物，保持大便不干燥，小便不混浊。

6. 给婴幼儿常吃一些绿豆粥、荷叶粥或绿豆汤、莲子汤（不去莲心）。

7. 多吃山楂、山药等健脾开胃、消食化积的食物。

孩子生长痛的饮食疗法

小儿生长痛在小儿生长过程中是十分常见的，它的一般表现是夜间出现原因不明的双下肢或膝关节疼痛，第二天自行消失。本病疼痛部位较固定，无游走性，局部不红不肿，也无明显压痛，用手抚摸可减轻疼痛。

这种疼痛大都是数日或数周出现一次，但也有连续数日或数月不间断者。本病多为小儿先天不足，后天失养，致使肾精不足，寒邪侵袭所致，当以调补肝肾，散寒通络为治，可选用下列药膳食疗方来缓解疼痛。

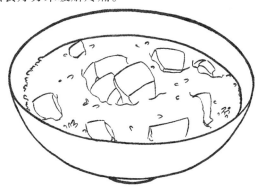

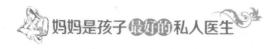

1. 木瓜粥

材料：木瓜粉 3 克，大米 50 克，姜汁、蜂蜜各适量。

做法：用大米煮粥，待熟时调入木瓜粉、姜汁、蜂蜜，再煮沸即成，每日 1~2 剂。

功效：祛湿通络止痛。

2. 血藤煮鸡蛋

材料：血藤 10 克，鸡蛋 1 个，白糖适量。

做法：将血藤布包，同鸡蛋加清水煮熟后，去蛋壳再煮片刻，白糖调味。食蛋饮汤。

功效：养血通络止痛。

3. 二藤膏

材料：鸡血藤、首乌藤各 250 克，蜂蜜适量。

做法：将二藤水煎两次（每次半小时），二液合并，文火浓缩后加入等量蜂蜜，煮沸即成。每次 20 毫升，每日 2~3 次，温开水冲服。

功效：养血通络，温筋止痛。

4. 血藤蹄筋汤

材料：鸡血藤 30 克，猪蹄筋（其他动物蹄筋亦可）100 克，调料适量。

功效：养肝益肾，通络止痛。

5. 养肝益筋冲剂

材料：杜仲、川断各 50 克，蔗糖适量，鸡血藤 100 克。

做法：将杜仲、川断、血藤水煎两次（每次半小时），二液合并，文火浓缩后兑入蔗糖适量。每次 10 克，每日 3 次，温开水冲服。

功效：补肝肾，益精血，通筋止痛。

6. 桑枝桂枝炖鸡

材料：桑枝、桂枝各 10 克，母鸡 1 只，调料适量。

做法：将二枝布包，母鸡去毛杂、洗净，纳药包于鸡腹内，将母鸡炖熟后调味服食。

功效：补益肾精，散寒通络。

7. 杜仲鸡爪汤

材料：杜仲 10 克，鸡爪 2 对，食盐适量。

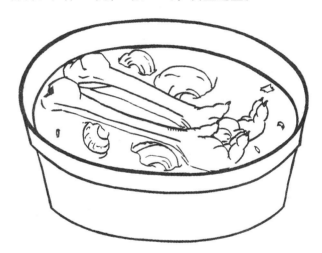

做法：将杜仲布包，同鸡爪加清水适量煮熟后，食盐调服。

功效：补肝肾，强腰膝。

8. 山药蹄筋汤

材料：山药 250 克，猪蹄筋（其他动物蹄筋亦可）100克，调料适量。

做法：将猪蹄筋泡软、洗净、切段，加清水适量炖沸，调

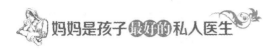

入山药及调料，文火炖熟服食。

功效：养肝益肾，通络温筋。

营养粥品缓解孩子厌食

在成长过程中，孩子容易走进厌食阶段，这可让妈妈伤透了脑筋，不知道该怎样去解决，其实，当孩子出现厌食症状时，妈妈先要找找原因，然后进行相应的调养，尽快纠正孩子这一不良习惯。

首先，妈妈要了解一下什么是小儿厌食症，小儿厌食症主要是消化功能紊乱引起的，在小儿时期很常见，主要的症状有呕吐、食欲不振、腹泻、便秘、腹胀、腹痛和便血等。作为妈妈，都希望自己的孩子能够长得结实健壮，然而有很多孩子不爱吃饭，每次吃也吃得很少，时间一长，就会发生营养不良、体重减轻，严重影响孩子的健康发育还容易引起其他疾病。

一、孩子厌食的原因

厌食是指孩子较长时间的食欲减退或没有食欲，甚至拒食的一种常见病症。与挑食、偏食所致的饮食减少不同，也不包括某种原因，如疾病引起的 2 ~ 3 天食欲不佳。

造成厌食的原因有许多，大体可以归纳为以下几类：

1. 从小喂养不当：填鸭式喂奶，或添加辅食如蛋黄、面条等操之过急，要么加得太早，要么加量太大，孩子发育不完

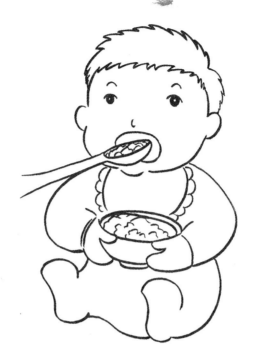

善，脾胃虚弱，消化、吸收功能较差。对于过多的食物及不宜消化的食物运化不动、消化不了。孩子自然没有食欲，久而久之就会造成厌食。

喂养不当会直接带来孩子厌食的后果，特别是妈妈对孩子饮食过度在意，生怕孩子吃不好、吃不够，由此带来身心方面的影响。

2. 饮食不节制：现在独生子女，妈妈总是会很溺爱，孩子只要"要"就必"给"，甚至没"要"也"给"，一味吃大鱼、大肉、油炸制品。

3. 冷饮无度：进食大量冰激凌冰凉饮料。寒凉之品可以影响胃肠道各种消化酶的分泌，刺激消化功能发生紊乱。这种

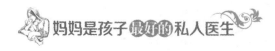

吃法的后果，恰恰伤害了孩子的脾胃，引起消化不良。

4. 不良习惯：经常零食不断，或饭前吃零食、喝饮料，或吃饭不定时。人的胃肠就像机器一样需要保养、休息，这些不良习惯总是不定点的，随时刺激着人的肠胃功能，造成胃肠功能紊乱。

5. 维生素B、微量元素锌缺乏：B族维生素和微量元素锌的缺乏可引起宝宝味觉功能和胃黏膜消化功能的降低，使宝宝没有食欲和消化能力减弱。

二、缓解孩子厌食的营养粥品

大枣小米粥

材料：无核红枣1/2杯、小米1杯

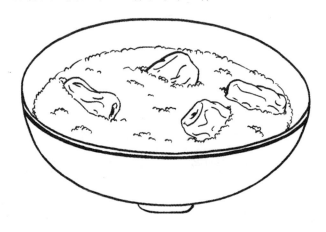

做法：

1. 红枣加水先煮20分钟。

2. 然后将小米洗净后放入锅中，再煮10分钟。

养胃小秘密：大枣性味甘、平，有补益脾胃，养血安神的作用；小米营养丰富，蛋白质、脂肪、维生素的含量比大米高，有和中健脾的作用，此粥最适合贫血伴有脾胃虚弱、食欲不振的宝宝。

黄芪粥

材料，生黄芪 1/2 杯、大米 1 杯、陈皮末、红糖少许

做法：

1. 先将黄芪煎浓汁。

2. 把米洗净与红糖放入黄芪汁中煮。

3. 粥熟后加陈皮末稍煮即可，早晚温热后服用。

养胃小秘密：黄芪性味甘温，有补气固表止汗的作用，可提高人体免疫力，适于反复呼吸道感染的多汗、体弱宝宝。

白萝卜粥

材料：白萝卜 1 个、大米 1 杯、糖适量

做法：

1. 白萝卜、大米分别洗净。

2. 萝卜切片，先煮 30 分钟，加米同煮（不吃萝卜者可捞出萝卜后再加米）。

3. 煮至米烂汤稠，加红糖适量，煮沸即可。

养胃小秘密：开胸顺气、健胃，经常食用有利于调节宝宝胃肠功能。

山楂神曲粥

材料，山楂 10 个、神曲 10 克、粳米 1 杯、红糖适量

做法：

1. 先煎山楂、神曲，取汁去渣滓。

2. 锅中放水煮米，煮 20 分钟后加入药汁，煮成稀粥，加

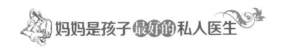

红糖，温热时给宝宝吃。

养胃小秘密：健胃消食

山楂内金粥

材料，生山楂 10 个、鸡内金 10 克（在中药店买，并请药师把它研成末）、粳米 1 杯、白糖适量

做法：

1. 山楂去核去蒂切片，与粳米、鸡内金加水煮粥。

2. 熟后根据宝宝口味加入白糖。早晚各吃一次。

养胃小秘密：消肉食，对长期积食、厌食疗效较好。

鸭肫山药粥

材料：鸭肫 1 个、山药 1 段、薏米、粳米各 1/2 杯、生姜、红枣各适量

做法：

1. 将鸭肫洗净切碎，山药、薏米、生姜、红枣、粳米洗净入锅加清水，大火煮开，文火慢熬。

2. 粥成加盐或糖调味即成。

养胃小秘密：鸭肫健胃消滞，与山药、薏米、粳米共熬粥，适用于由脾胃气虚，中气不足引起的孩子厌食。

治疗小儿扁桃体发炎食疗秘方

扁桃体炎是孩子小时候常会出现的一种咽喉疾病，这种疾病对孩子有很大的危害。虽然患有扁桃体炎的孩子可以通过扁

桃体摘除手术达到治疗的效果，但由于扁桃体上有众多的淋巴结，如果摘除扁桃体就会导致小儿的抵抗力下降。如果扁桃体炎总是重复发作，妈妈一定要为孩子未来的健康，选择摘除扁桃体，但不是万不得已，妈妈不妨考虑使用一下食疗秘方来缓解孩子的扁桃体炎病情。

一、小儿扁桃体炎食疗秘方

1. 萝卜甘蔗汁，白萝卜，甘蔗洗净分别榨成汁备用。每次用白萝卜汁 20 毫升，甘蔗汁 10 毫升，加入适量的糖水服用，每日 3 次。

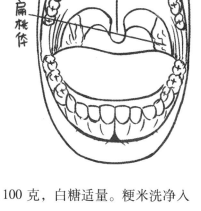

2. 无花果糖饮，无花果 60 克在锅中熬制一会儿，加入适量的冰糖调味儿，每日喝 1 剂，连续服用 3~7 天。

3. 枸杞冬菜汤，枸杞子 20 克，冬菜 30~50 克，粳米 100 克，白糖适量。粳米洗净入锅中煮成稀粥，放入冬菜和枸杞再煮 10 分钟，用白糖调味儿，每日 1 剂，早晚各 1 次，连服 1 周。

特别提醒：妈妈要注意不要给患病的小儿吃太油腻或者黏滞以及辛辣刺激的食物，冷饮也要少吃。

二、急性小儿扁桃体炎食疗秘方

急性期（急性扁桃体炎）：起病急，发热恶寒，头痛，鼻塞，咽喉肿痛灼热，痛连耳根或颌下，吞咽困难，或有声嘶，口干燥，喉核红肿，表面或有黄白色脓点，咳嗽痰黄，大便干结，小便黄，舌质红，苔黄，或脉浮数洪大。

治法：

1. 清热解毒利咽。

（1）板蓝根银花茶：板蓝根 15～20 克，银花 10～15 克，冰糖适量。三味煎水代茶饮。

（2）生丝瓜汁：生丝瓜 2～3 条切片，放入大碗中捣烂，取汁 1 杯加蜂蜜少许。分两次服。

（3）萝卜青果茶：鲜白萝卜 1 个，青果（橄榄）8 个，冰糖少许。三味煎水代饮。

（4）苋菜汁：苋菜 90 克，白糖 25 克。将苋菜洗净，捣烂取汁，加白糖调匀服用。

（5）酸梅青果汤：酸梅 6 克，青果（橄榄）25 克，白糖适量。将酸梅及青果放入砂锅内浸泡半天，然后煎煮，服时加白糖调味。

（6）岗梅根茶：岗梅根 30 克，冰糖适量，水煎代茶饮用。

（7）鸡蛋：鸡蛋 1～2 个，白糖 15 克，香油数滴。将鸡蛋打碎，三味调匀，空腹服。

（8）冰糖木蝴蝶饮：木蝴蝶 3 克捏碎，冰糖适量放碗内，以沸水冲泡，温浸 10 分钟，代茶饮用。

2. 察觉喉咙有异常感时可吃金橘。

与其他较酸的水果比较，金橘皮还挺有甜味的，不剥皮整个食用是很平常的。金橘皮营养丰富，含维生素 C 及钙，有消除喉咙发炎的作用。果实则含维生素 A、B$_1$、B$_2$、C 及钙等。若生吃觉得酸，可加冰糖或蜂蜜煮汁，会比较甜。在煮汁中加水饮用，也有效果。金橘叶也有药效，煎汁饮用，效果不错。

3. 发烧、喉咙痛时可吃梨子

梨子有退烧、润喉、止痛的作用，可减轻症状。梨子汁也有止咳化痰的效果。将一个梨子切片榨汁冰冻，更易入口。发烧且畏寒极端怕冷或容易下痢者，最好还是饮用热的梨子汁。

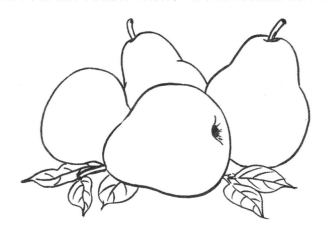

4. 煎汁喝、当药布都有效的生姜

自古姜即有食用、药用两方面的功效，老姜的根茎部分有药效，除有发汗、解热、保温的作用外，还可消除发炎及化痰。姜汤加上陈皮（晾干的橘子皮），效果更好。将生姜及陈皮各 5 克、砂糖少许加 400 克的水，煎成 1/3 的分量，即可饮

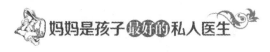

用。趁热饮用后再休息，效果加倍。

5. 治疗喉咙痛的甘草

甘草根煎汁有治疗发炎及疼痛的效果。对于扁桃腺发炎或突然的喉咙剧痛也有效。6 克的甘草加 400 克的水煎成半量，除去渣滓，分成 3 等份。每次含少量在口中，先漱口，再慢慢吞下去。

6. 可以清喉化脓的桔梗

桔梗的根有药效，可消炎、化痰、排脓（挤出脓）。夏天时，挖掘其根，以水洗净，风干后，可当药用。不过，桔梗药效很强，容易一喝就想吐，最好和甘草一起煎汁服用。3 克的桔梗根加 2 克的甘草和 300 克的水，煎至半量，除去渣滓。饮用时，先漱口，再喝。

7. 可当做漱口药使用的石榴

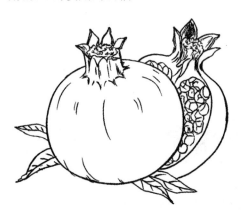

石榴煎汁可治喉咙痛。将一个石榴切成适当大小，和 400克的水一起煮。沸腾后，再煮 30 分钟左右，其煎汁可漱口用。石榴最有药效的是它的皮，因此也可只煎阴干后的石榴皮，效果更好。石榴叶也可做药用，效果一样，将手掌大的叶子加400 克的水，用小火煮，煮至半量，除去渣滓，即可当漱口药用。

三、其他食方

1. 百合炖香蕉

组成：百合 15 克，去皮香蕉 2 个，冰糖适量。

用法：上三味加水同炖，服食之。

功效：养阴清肺，生津润燥。

主治：慢性扁桃体炎，属肺阴亏虚型，咽部干掀不适，微痛，微痒，干咳无痰或痰少而黏。哽咽不利，喉核肥大，或有黄白色脓点。午后颧红，手足心热，讲话乏力。

2. 百合羹

组成：百合 20 克，桑叶 9 克。

用法：百合去衣，加桑叶所煎出的汁，合煮为羹，每日食1 小碗。

功效：养阴清肺，生津润燥。

主治：慢性扁桃体炎，属肺阴亏虚型，咽部干掀不适，微痛，微痒，喉核肥大，潮红，连及周围，喉核上或有黄白色脓点。一般以午后症状明显，舌质红或干少苔。

3. 枸杞炖猪肉

组成：枸杞 30 克，猪肉 500 克。

用法：萝卜二味加入调料炖汤，佐餐食用。

功效：滋阴降火，清利咽喉。

主治：慢性扁桃体炎，属肾阴虚损型，咽喉干掀不适，微

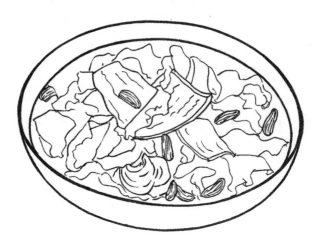

痛，喉核及喉核前后潮红，喉核上或有黄白色脓点。头晕眼花，腰膝酸软，虚烦失眠。

4. 五汁饮

组成：雪梨 100 克，甘蔗 100 克，荸荠 100 克，藕 100 克，新鲜卢根 100 克。

用法：将上五味榨汁混合，每日饮用，10 天为 1 疗程。

功效：滋阴降火，清利咽喉。

主治：慢性扁桃体炎，属肾阴虚损型，咽喉干掀不适，微痛，哽咽不利，口干不喜多饮，喉核及喉核前后潮红，头晕眼花，耳鸣、耳聋，腰膝酸软，虚烦失眠。

5. 青果饮

材料：鲜青果 10 个，冰糖适量。

用法：取鲜青果捣烂，加冰糖和清水 500 毫升，水煎，去渣。每日 1 剂，分 2 次温服。

功效：清热解毒，生津解渴，清肺利咽。

主治：兼感冒症状扁桃体炎。

保护孩子眼睛的食品

有句话说得好："眼睛是心灵的窗户。"正因如此，妈妈对孩子的眼睛就应该多加保护。在儿童时期，孩子的视力尚未定型，容易受到一些不良习惯的影响，导致各种眼疾的出现。这个时候，孩子可以通过吃一些食物来保护好自己的眼睛。

一、孩子应该吃什么来保护眼睛呢？

富含钙的食品：儿童缺钙，保持眼球形状的"外壳"——巩膜的弹性就会减退，眼球就容易伸长，时间久了容易近视。为了防止近视，应多吃含钙丰富的食物。不少眼疾，包括近视眼在内，都是胎儿期种下的隐患，所以孕妇也要注意多补钙。含钙丰富的食品有海带、虾、牛奶、奶酪、花生、蛋黄、豆制品、菠菜、牡蛎等。

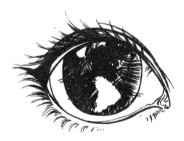

富含核黄素的食品：核黄素有保护角膜、视网膜正常代谢的作用。富含核黄素的食品有麦片、瘦肉、酵母、蛋类、牛奶、扁豆、干酪等。

富含维生素 A 的食品：维

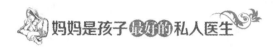

生素 A 可以预防角膜干燥和软化，并能增强眼睛在黑暗中的视力。若孕妇缺少维生素 A 可导致胎儿眼睛发育不良。富含维生素 A 的食品有鸡肝、鸭肝、鹅肝、蛋黄、牛奶、羊奶等。

含维生素 C 的食品：维生素 C 可以消除或缓解眼疲劳。富含维生素 C 的食品有西红柿、肉类、红枣、马铃薯、猕猴桃、柑橘等。

富含铬的食品：当儿童体内铬含量下降时，胰岛素作用降低，血液渗透压就会降低，从而使晶状体和眼房水渗透压改变，晶体变凸，屈光度增加造成近视。经常吃的一些含铬丰富的食品有糙米、红糖、玉米、鱼虾、胡萝卜等，可以更好的保护眼睛。

二、孩子，吃哪些水果对眼睛好

1. 蓝莓：蓝莓中含有大量的维生素、氨基酸、矿物质等成分，有较好的营养保健作用。蓝莓有增进眼部血液循环、维持眼压正常的作用，这些都是蓝莓中所含有的"花青素"的功效，多食蓝莓能够减轻宝宝眼疲劳，还能提高夜间视力。

2. 圣女果：圣女果里的维生素 A 的含量在果蔬中属于佼佼者，圣女果中还含有丰富的维生素 C 和维生素 P，可以清除自由基，具有很强的抗氧化能力，从而能保护细胞的脱氧核糖核酸，避免基因突变，对宝宝眼睛起到很好的维护作用。

3. 猕猴桃：猕猴桃能为人提供大量的维生素 C，被誉为"维 C 之王"。据分析，每 100 克猕猴桃果肉便含有最少 200 毫克以上的维生素 C，比一般水果高出几十倍。维生素 C 可减缓光线和氧气对眼睛的刺激，呵护宝宝眼睛，还能有效预防白内障。

4. 苹果：苹果还有"明目果"的美称，因为它含有对视力有关键作用的维生素 A 和微量元素硒。敏锐的视力与硒含量有关，夜间视物不清的人，也是因缺乏维生素 A 而使视紫红素合成减少所致。因此，家长常给宝宝吃一些苹果，可保护视力。

5. 橘子：橘子不仅对肝脏有解毒功能、还能养护眼睛、保护免疫系统等，营养价值在柑橘果类中名列前茅。家长可以将橘子制作成蜜饯、饮料等食品，能增进宝宝食欲。

6. 甘蔗：甘蔗含有许多人体所需的营养物质，特别是其铁含量高达 1.3 毫克/100 克，在各种水果中雄踞冠军，具有"补血果"的美称。家长可给宝宝喝甘蔗汁，能起到清热、助消化的作用，对眼睛的养护更是功不可没。

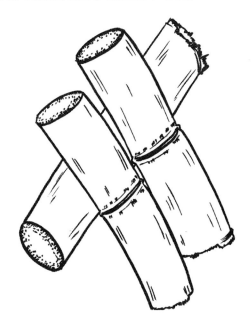

7. 香蕉：香蕉能护眼，首先和其富含钾有关。其次，香蕉中含有大量的β-胡萝卜素。当人体摄入过多的盐分时，会导致细胞中存留大量的水分，这样可引起眼睛红肿，而香蕉中的钾可帮助人体排出这些多余的盐分，让身体达到钾、钠平衡，缓解眼睛的不适症状。

三、孩子们的四个"养眼"美食

1. 枸杞南瓜杂米粥。枸杞1把，南瓜150克，小米50克，大黄米50克，水4碗。枸杞洗净，南瓜去硬皮部分，切小丁。小米和大黄米淘洗干净。一起放到砂锅中，小火熬制40分钟即可食用，或用压力锅烹熟。原料中叶黄素、玉米黄素和胡萝卜素都非常丰富，口感香甜柔软。

2. 胡萝卜木瓜牛奶羹。胡萝卜半根，木瓜半个，牛奶500克，白糖少许。胡萝卜、木瓜块先蒸熟，然后用豆浆机打成浆（或用勺子碾碎），与牛奶混合，加少许白糖即可食用。注意，木瓜必须蒸熟后与牛奶混合，否则木瓜中的酶会让牛奶凝结，产生苦味肽。有自然的香甜味道，口感也非常好。需要注意的是胃肠虚弱，容易腹泻、产气的孩子最好不要多喝。

3. 枸杞开心果豆浆。开心果1把，黄豆25克，枸杞1把。枸杞洗净，开心果去壳和皮，黄豆提前泡一夜。加水1 000毫升，用豆浆机一起打成豆浆即可饮用。开心果是坚果中胡萝卜素含量较高的一种，黄豆也含有少量胡萝卜素。用它们配合富含玉米黄素的枸杞，其中的油脂可以促进胡萝卜素和玉米黄素的吸收。

4. 熟蛋拌菠菜。嫩煮的熟鸡蛋2个，菠菜300克，香油1

勺，盐、胡椒粉、鸡精适量。菠菜洗净，散开，放入加 1 勺香油的沸水中焯 1 分钟捞出，切成小段。控去水分，放大玻璃碗中。熟鸡蛋去壳，切碎，和菠菜拌在一起。加入盐、胡椒粉、鸡精、香油，一起拌匀，即可食用。鸡蛋黄中富含维生素 A、叶黄素和玉米黄素，和富含叶黄素、胡萝卜素的菠菜一起食用，属于强强联手，对于预防夜盲症和眼睛疲劳都有帮助。焯煮之后，这些胡萝卜素不会损失，而且吸收率更高。

小儿急性支气管炎的食疗方

现代医学的急慢性支气管炎、气管炎属于中医"咳嗽"范畴。是小儿呼吸道疾病中最常见的病症，这种病症的主要表现是咳嗽、有痰、发热或无热。而且，它还分为两大类，一是外感咳嗽，二是内伤咳嗽。

一、外感咳嗽

（1）风寒咳嗽，咳嗽初起，痰白稀薄，鼻塞流涕，咽痒咳声重，头痛怕冷，不发烧或低烧，舌苔薄白，脉浮数。治宜疏风散寒，宣肺止咳。

（2）风热咳嗽，症见咳嗽不爽，痰黄黏稠，鼻塞流白黏涕或黄脓涕，咽红口干，或伴有发热头痛，汗出怕风，舌质红、苔黄，脉浮数。治宜疏风清热，化痰止咳。

（3）痰热咳嗽，咳嗽痰多，咳吐黄痰，或痰黏稠难咯，

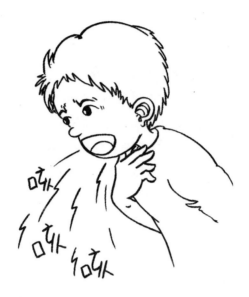

发热面红，目赤唇红，口苦口渴，烦躁不安，甚则流鼻血，小便黄少，大便干燥，舌红、苔黄，脉滑数。治宜清热化痰。

二、内伤咳嗽

（1）痰湿咳嗽，为小儿特有类型，表现咳嗽痰鸣，痰声辘辘，痰清稀，早晚咳重，面色苍白，口唇舌淡，舌体胖、苔白或腻，大便溏稀，食欲低下，恶心呕吐，口水多，或面部躯干长湿疹。治宜健脾燥湿，清肺化痰。

（2）气阴亏虚，症见久咳，咳嗽时间较长，咳声无力，痰白清稀，面色㿠白，气短懒言，兼说话少气无力，体虚多汗，舌淡嫩，脉细无力，肺气虚。干咳无痰，或痰少而黏、不易咯出，口渴咽干，喉痒声嘶，手足心热，或咳痰带血，舌红少苔，脉细数，肺阴虚。肺气虚治宜补益肺气；肺阴虚治宜育阴润肺止咳。

三、不同症状不同食疗方

1. 葱白粥

组成：糯米 60 克，生姜 5 片，连须葱白 5 茎，米醋 5 毫升。

用法：糯米生姜捣烂，加入葱白米醋煮粥，趁热饮用，并温覆取汗。

功效：发汗解表。

主治：风寒感冒，咳嗽初起，痰白稀薄，头痛恶风，不发热。

2. 姜糖饮

组成：生姜 10 克，红糖 15 克。

用法：生姜洗净，切丝，以沸水冲泡，盖 5 分钟，调入红糖，应有足够辛辣味，趁热顿服。服后盖被取汗。

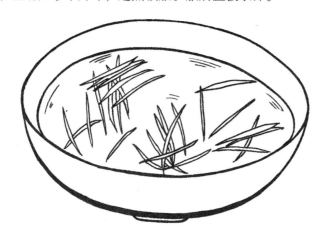

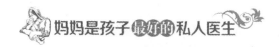

功效：发汗解表，温中和胃。

主治：风寒感冒，风寒咳嗽痰稀，鼻流清涕，头痛恶风者。

3. 生姜饴糖煎

组成：生姜10克，饴糖5克。

用法：加水适量煎服。

功效：疏风散寒，宣肺止咳。

主治：风寒咳嗽，不发热，畏寒，痰稀，流涕者。

来源：民间验方。

4. 杏仁萝卜煎

组成：杏仁10克，生姜3片，白萝卜100克。

用法：水煎服。

功效：疏风润肺，降逆化痰。

主治：风寒咳嗽，畏寒，痰稀，流清水涕者。

5. 核桃生姜饮

组成：核桃肉5枚，生姜汁30～50毫升。

用法：核桃肉捣烂，用生姜汁送服。

功效：解表散寒，宣肺止咳。

主治：风寒咳嗽，畏寒，痰稀者。

来源：民间验方。

6. 冰糖茼蒿

组成：鲜茼蒿菜90克，冰糖适量。

用法：鲜茼蒿菜水煎去渣，加入冰糖溶化后服。

主治：风寒咳嗽，咳痰清稀，畏寒，舌淡、苔薄白者。

7. 柚皮煎

组成：柚皮 3~6 克。

用法：水煎服，每日 3 次。

功效：顺气化痰止咳。

主治：风寒咳嗽，咽痒，吐白痰，舌淡，脉浮。

8. 萝卜糖水

组成：红皮萝卜 200 克，麦芽糖 20 克。

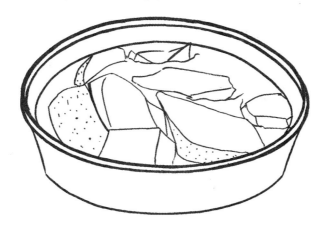

用法：红皮萝卜洗净（不去皮）切碎后加入麦芽糖，搁置一夜，把溶成的萝卜糖水频频饮服。

功效：止咳化痰，清利咽喉。

主治：风热咳嗽，咳而不爽，痰黄黏稠，口干欲饮者。

9. 饴糖豆浆

组成：豆浆 1 碗，饴糖 15 克。

用法：豆浆加饴糖共煮沸，空腹服。

功效：清肺化痰止咳。

主治：痰火喘咳，发热口干，痰黄稠难咳出者。

来源：民间验方。

10. 雍菜萝卜汁

组成：雍菜、白萝卜蜂蜜等量。

用法：雍菜、白萝卜同捣烂，取汁 1 杯，用蜂蜜调服

功效：清肺，化痰。

主治：肺热咳嗽，鼻出血，发热，口干，痰黄稠。

小儿急性支气管炎的食疗方二

11. 冰糖炖萝卜

组成：白萝卜 100~200 克，冰糖 40 克。

用法：白萝卜榨汁加入冰糖隔水炖化，睡前一次服完，连服 3~5 碗。

功效：消食，化痰。

主治：咳嗽痰多，食积腹胀，食欲缺乏，食后腹胀者。

12. 二汁饮

组成：藕汁、梨汁等量。

用法：混合服用。

功效：清热化痰止咳。

主治：痰热咳嗽，口干，痰黄稠难咳出者。

来源：民间验方。

13. 荸荠海蜇汤

组成：荸荠 200 克，海蜇皮（漂洗）100 克。

用法：加水炖熟，每日 1 剂，分 2~3 次服。

功效：清肺化痰。

主治：肺热咳嗽，痰稠痰黄，口干咽痛，舌红、苔薄黄者。

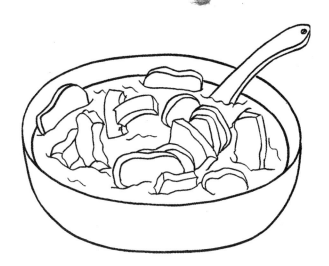

14. 冬瓜子红糖饮

组成：冬瓜子 15 克，红糖适量。

用法：冬瓜子加红糖捣烂，开水冲服，1 日 2 次。

功效：化痰利水。

主治：咳嗽痰多，痰稀量多，舌淡、苔滑润者。

15. 薏米粥

组成：薏米、大米等量。

用法：煮粥食。

功效：健脾利湿化痰。

主治：咳嗽痰多，喉有痰声，食欲缺乏，腹胀，大便不利者。

16. 肺风草炖枇杷

组成：蜜肺风草 9 克，枇杷 20 克。

用法：用清水炖熟，加冰糖少许调食。

功效：润肺止咳。

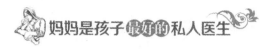

主治：小儿咳嗽久不愈，干咳痰少者。

17. 薏苡山药冬瓜粥

组成：薏米 50 克，山药 100 克，冬瓜 30 克，粳米 100 克（此量也可酌情减少）

用法：同煮粥食。

功效：健脾利湿，化痰止咳。

主治：痰湿咳嗽，痰多稀白，食欲缺乏，腹胀，大便不利者。

18. 橘皮粥

组成：鲜橘皮 30 克，粳米 50～100 克。

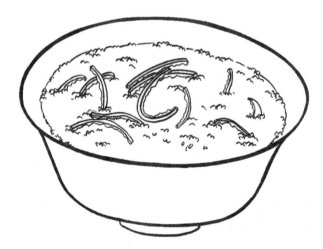

用法：鲜橘皮煎取浓汁，去渣，加入粳米煮粥。

功效：健脾行气化痰。

主治：痰湿咳嗽，痰稀量多，食欲缺乏，腹胀，大便不利者。

19. 糖酒炖鹌鹑

组成：鹌鹑1只，红糖、黄酒适量。

用法：鹌鹑洗净，加红糖、黄酒共煮熟，食肉喝汤。

功效：补肺益胃。

主治：肺气虚久咳气短，四肢无力，言语低下，胃食欲缺乏者。

20. 山药甘蔗饮

组成：鲜山药200克，甘蔗汁半杯。

用法：鲜山药捣烂，与甘蔗汁和匀，炖热饮服，1日2次。

功效：益胃滋肾纳气。

主治：肺气虚，久咳，痰多气喘，周身乏力，胃吸收差者。

21. 姜糖豆腐羹

组成：红糖100克，豆腐250克，生姜6克。

用法：共水煮，每晚睡前饮汤，连服1周。

功效：温肺补中益气。

主治：慢性气管炎，肺气虚久咳，咳而无力，食欲不振者。

22. 海带生姜糖浆

组成：海带250克，生姜30克，红糖适量。

用法：加水熬成450毫升的浓液糖浆，每日服3次，每次15毫升，10天1疗程。

功效：温补肺肾。

主治：慢性气管炎、咳嗽、久喘伴腰酸者。

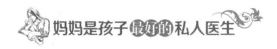

23. 花生大枣蜂蜜汤

组成：花生米，大枣，蜂蜜各 30 克。

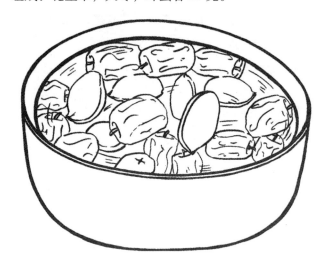

用法：水煎，食花生、枣，喝汤，1 日 2 次。

功效：益气润肺。

主治：肺气虚，久咳不止，咳而无力，动则气喘。

24. 银耳羹

组成：干银耳 50 克，冰糖 600 克，鸡蛋清 1 个。

用法：银耳煮烂，放入冰糖溶化成汁。鸡蛋清加入清水少许搅匀后，冲入锅中搅拌，待泡沫浮面后，用勺打净，再将糖汁用纱布过滤后冲入银耳锅中即可食用。

功效：滋阴润肺止咳。

主治：肺阴虚久咳干咳，低热，口干，痰少者。

25. 蜂蜜蒸梨

组成：大白梨 1 个，蜂蜜 30 克。

用法：白梨挖去核，蜂蜜放于梨内，蒸熟食，1 日 2 个，连服 1 周。

功效：滋阴润肺。

主治：肺阴虚，久咳、干咳、痰少、咽干、手足心热、潮热盗汗。

26. 百合猪肺汤

组成：百合 10 克，猪肺 100 克。

用法：百合、猪肺炖熟，加少许食盐调味，饮汤食猪肺。

功效：滋阴润肺。

主治：肺阴虚咳嗽，反复难愈，五心烦热，低热盗汗，口干者。

合理饮食，别让孩子营养过剩

在这个世界上，可以说所有妈妈最担心的问题就是孩子营养不够，长不高，长不壮，总是鼓励孩子多吃点、吃好点。每次只要孩子有什么不舒服，或者有那么一点儿异样，妈妈就担心缺这缺那，然后赶快买些补品补药。可是，妈妈们不知道的是，营养过剩已经成了儿童发病的新趋势，尤其是生活条件相对较好的城市儿童。

那么，到底什么是营养过剩呢？营养过剩主要包括两个方面，一是肥胖；二是营养品补充过量。

随着生活水平的提高，现在单纯性肥胖症的小儿越来越

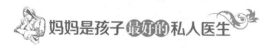

多，儿童肥胖也已经成为影响儿童健康的重要问题之一。

常采用如下公式粗略估计小儿标准体重：

1~6月：体重（公斤）=出生体重（公斤）+月龄×0.7（公斤）；

7~12月：体重（公斤）=6公斤+月龄×2.5（公斤）；

2~12岁：体重（公斤）=年龄×2（公斤）+8（公斤）。

一般认为体重超过以上标准体重的20%~29%为轻度肥胖，≥30%~49%为中度肥胖，≥50%为重度肥胖。

引起肥胖的原因是多方面的，除遗传因素外，同时还与饮食行为密切相关。过度喂养、过早添加高热量的食物、用食物作为奖赏或惩罚的手段等均可导致儿童肥胖症。

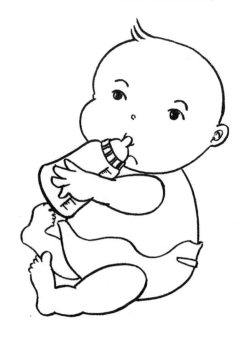

肥胖应从小加以注意及防范。母亲孕后期就应防止营养过剩，避免巨大儿的发生，出生后应坚持母乳喂养。添加辅食后，按婴儿实际需要进行适度喂养，在出生后三个月内避免喂固体食物。

定期到儿保门诊作体格检查以便早期发现，如小儿出现肥胖倾向则应该在控制饮食、增加运动方面加以注意。1 岁以内孩子如果体重已偏胖，应该适当减少奶和主、副食的摄入量，用蔬菜、水果代替。孩子均衡生长是健康的象征，不要认为孩子养得越胖越好。

对已发生肥胖的孩子应调整饮食，限制每天摄入量，并严格进行计算和控制。应严格限制肥肉、油炸食品、奶油食品和含奶油的冷饮、果仁、糖果及高糖饮料、甜点、洋快餐和膨化食品等。同时要增加运动量，坚持每天下午或晚上运动 1 小时左右。减少过度的睡眠时间以控制体重。

一、过度喂养会致婴儿肥胖

1. 什么叫过度喂养

传统的过度喂养是指婴儿因摄入母乳过多而引起的以消化不良为主的综合征。临床上表现为：（1）水样便，常带有泡沫和绿色。（2）呕吐，吐奶不能用排嗝所缓解。（3）腹痛，伴有因腹痛或胀气而哭闹。（4）体重不增或体重减轻。

这主要是由错误的喂养指导引起的。过去，医生总是让母亲每次用两侧乳房哺喂婴儿，一侧喂 10 分钟，再换另一侧。结果使婴儿摄入大量低脂肪、高乳糖的母乳。当乳糖含量超出婴儿肠道乳糖酶对大量乳糖的处理能力时，就会产生上述症

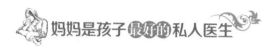

状。随着认识的提高和喂养指导的改进，这种摄入母乳过多引起的过度喂养已不常见。

如今的过度喂养是指给予的能量和其他营养素超过婴儿机体保持代谢稳态的需要。发达国家的经验表明，给予配方乳品和过早给予固体食物的婴儿体重增加最快。

2. 过度喂养的原因

当母亲认为孩子吃得多有益健康时，就会导致过度喂养。主要表现为：（1）根据自己认为婴儿应该进食的数量，促使婴儿尽量多吃。（2）把配方乳品配制得比应有的浓度高。对此，我们可以从母亲配制的奶样中钠含量和婴儿尿样中肌酐、尿酸含量和容积克分子浓度的测定结果得到证实。

一般说来，婴儿具有调节能量摄入的本能。但是这种本能更多地体现在母乳喂养上。对于配方乳品喂养的婴儿，在相当程度上取决于喂养人对婴儿摄入量的判断。由于配方奶配制过浓会导致婴儿体内细胞外液呈现高涨状态，细胞内液减少，随之出现慢性口渴，而慢性口渴又可能增加哺喂次数，因此最终会导致过度喂养。

3. 过度喂养可致肥

动物观察结果一项长期的试验结果令人信服：研究者将48 只来自 3 个父兽和 12 只母兽的狒狒，按膳食所获能量的高低，分为 3 个配方喂养组和一个母乳喂养组。在断奶前，过度喂养组的狒狒体重明显高于正常组和母乳喂养组。在断奶后，所有狒狒都吃同样的食物。结果婴儿期过度喂养组的雌性狒狒，在两岁时体重增加最快；5 岁时超出正常喂养组 29%，体脂总量为婴儿期正常喂养和低喂养组狒狒的 3 倍。

4. 为什么会导致肥胖

研究者发现，过度喂养的狒狒血浆中 T3 和胰岛素水平升高，而皮质醇水平降低。这可能会促进脂肪细胞分化，使狒狒体内贮存甘油三酯的能力增强。

有学者认为，婴儿期蛋白质摄入过多，会刺激胰岛素生长因子的分泌，刺激蛋白合成和细胞增殖，使肌肉和脂肪细胞增多。

还有学者提出下丘脑和内分泌调节学说，即过度喂养使婴儿血清中瘦素浓度增高，导致下丘脑瘦素受体对瘦素的敏感性下降。当体内出现能量正平衡环境时，如青春期和孕期，就很容易发生肥胖。当然，婴儿期后不良膳食和生活方式也是导致成年期肥胖的重要因素。

5. 如何防止过度喂养

研究表明，过早添加断奶食品和高盐、高蛋白摄入是导致过度喂养的主要原因。因此，预防过度喂养的措施包括以下几个方面：

加强营养教育，在上世纪 60 年代和 70 年代早期，英国婴儿超重和肥胖者众多。通过营养教育，1976 年与 1967 年的调查结果相比，母乳喂养率提高，婴儿添加固体食物的时间有所推迟，儿童超重和肥胖发生率明显下降；加强对孕产妇的指导，让所有孕产妇了解正确喂养的重要性，使她们学会正确调制配方奶和避免过早为婴儿添加固体食物；建立良好的饮食习惯和生活方式，婴儿时期是饮食习惯形成的关键时期，应尽力避免用奶瓶喂养时期过长和用食物安慰、鼓励婴儿等。

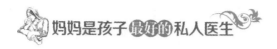

6. 婴儿不宜过早添加粮食类辅助食物

在日常生活中，一旦一种传统习惯形成了，再要改变可真不容易啊！我国很多地区，在宝宝出生后 2～3 个月，大人总喜欢给他添加一些由粮食制成的糊状食物（如奶糕）作为辅食。真不知是何年何月形成了这种喂养习惯，老奶奶们都知道这一招，而且一直传到孙子孙女辈，并成为家喻户晓的喂养经验。然而，从小儿营养学的角度来看，这种喂养习惯却有很多不妥之处。

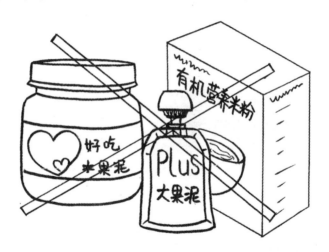

粮食的主要成分是淀粉，食物进入消化道以后，主要依靠胰腺分泌的胰淀粉酶进行消化，然后才能被人体吸收利用。小儿在出生后 4 个月内，胰腺分泌淀粉酶的数量较少而且活性很低，因此对粮食类食物的消化吸收功能很不完善。过早添加此类食品不仅是一种浪费，而且未消化的食物在肠道中会被酵解产生酸性物质，这些酸性物质刺激肠道可导致小儿腹泻。

过早添加粮食类食物往往会影响乳类食物的摄入量，特别是母乳。很多妈妈之所以急于添加粮食类食物，是因为担心宝宝吃不饱。她们看着液体状的乳类食物总是怀疑其中的"水分"太多，于是她们认为加点粮食类食物更"耐饥"，让宝宝吃得更满足，不容易饥饿。的确，添加奶糕、奶糊等食品后，食物的黏稠性增加了，使得婴儿胃排空时间得以延长，饥饿感不易出现，宝宝的进食次数也因此减少。但是，粮食类食物占据在胃内，使得婴儿每次摄乳量减少，每日的摄乳量也随之下降，营养怎么能够呢？

我们知道，小婴儿的主要食品是母乳，母乳中含有大量的蛋白质、脂肪、乳糖、维生素、矿物质和活性物质，这些营养素都是以最容易被婴儿消化吸收的形式存在于乳汁中，因此它是婴儿最理想的食物。粮食类食物消化后成为单糖，主要为人体提供热量，粮食中其他营养素的含量很少，因此常常需要同其他食物互补食用。对婴儿来讲，添加粮食而舍弃乳类食品的做法，显然是得不偿失的。

小婴儿因胃容量有限，消化能力也不成熟，因此不能像成人那样一日仅食三餐即可满足需要，小婴儿必须通过多餐的途径来弥补少食的不足，每日 5~6 餐是自然现象。妈妈看到宝宝一会儿就饿哭了，一会儿又寻找乳头，很担心自己的乳汁不够宝宝吃，其实，这并不能说明宝宝总是吃不饱，而是他特殊的生理特点决定了要每日多餐。所以，通过添加粮食类食物，以让宝宝吃饱、减少宝宝的进食次数，这种做法是不合适的。

过多过早给予婴儿粮食类食物，容易导致热量摄入过剩，过多的热量会转化成脂肪堆积在体内，孩子就胖了。这种宝宝

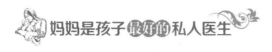

看起来像"洋娃娃",很讨人喜欢,但体质并不好,很虚弱,抵抗力差,容易患呼吸道和消化道感染。

所以,育儿观念上,传统和现代的确在进行着大碰撞。妈妈们要接受新知识,让宝宝在科学的育儿理念下成长。

二、儿童过补易成营养过剩

现在的儿童几乎是要什么有什么,想吃啥就吃啥,但现在的儿童却存在着补之过甚的问题,大部分父母还不知道儿童"过补"易生一系列儿童营养过剩病症。

补钙过多易患低血压。儿童过多补钙易患低血压,并使他们日后有患心脏病的危险。补钙过量的主要症状是身体浮肿多汗、厌食、恶心、便秘、消化不良。如果钙和维生素 D 均过量,容易引起高钙血症,钙如果沉积在眼角膜周边将影响视力,沉积在心脏瓣膜上将影响心脏功能,沉积在血管壁上将加重血管硬化。

补锌过多易出现锌中毒。表现为食欲减退、上腹疼痛、精神不振,甚至造成急性肾功能衰竭。锌过多还会抑制铁的吸收利用,导致血液和肝脏内含铁量的减少,久而久之就会造成儿童缺铁性贫血。

补鱼肝油过多易致维生素 A、D 中毒。鱼肝油内含丰富的维生素 D 和维生素 A,过量可导致不想吃东西,表情淡漠,皮肤干燥,多饮多尿,体重明显减轻。

滋补品过多易造成性早熟。有些"让孩子高个儿"的营养滋补品,含有一些比较可疑的成分,可能导致儿童性特征发育异常。还有一些营养滋补品含有人参、鹿茸、阿胶、冬虫夏草、花粉、蜂王浆等成分，儿童经常食用，短期内显得食欲旺盛、精力充沛，长期饮用会引起性特征发育异常。

因为各种原因，有时孩子需要补充营养品。当需要服用时，可到医院检查，通过医学诊断决定儿童是否需要进补，并在医生和营养师的指导下服用。切不可盲目给孩子服用营养保健品，造成拔苗助长的可怕后果。

三、防止营养过剩的方法

1. 合理平衡膳食

按国家推荐标准，3~6岁正常儿童每日需要谷类100~150克，荤菜60~100克，蔬菜150~200克，乳制品250~500克，豆制品和水果适量，这样才能保证儿童生长发育的需要。对于有肥胖趋势的孩子，应选择高蛋白质、低脂肪、低热能、富含维生素及微量元素的食物。为了减少家长在选择食物上的盲目性，现将各类食物按"交通灯"的规则介绍给家长。

红灯区食物，高糖类：如糖果、巧克力、麦乳精、炼乳、甜饮料、甜点心、冷饮、蜜饯等；高脂类：如油炸食品（包括炸鸡、炸土豆条、油条等）、动物油（如猪、牛、羊、鸡油）、各种动物肥肉、黄油、奶油、曲奇饼干；坚果类：如花生米、核桃肉、松子、瓜子、芝麻、腰果等。

黄灯区食物，谷类及其制品：如大米、面粉、玉米粉、馒头、面包、通心粉、咸饼干、面条等；豆类及其制品中的毛豆、黄豆、千张、素鸡、素火腿等；动物性食物中的牛肉、兔肉、瘦猪肉、鸡蛋、猪肝、各种鱼类等；水果类中的香蕉、柿子等。

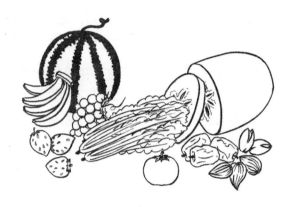

绿灯区食物，蔬菜类：如萝卜、土豆、绿豆芽、竹笋、冬瓜、黄瓜、番茄、青菜、卷心菜、胡萝卜、南瓜、芹菜、茭白、四季豆等；豆制品中的豆腐、豆奶等；动物性食物中的各类虾、贝、黄鳝、鲤鱼、鲢鱼、黄鱼、黑鱼、虾皮、猪血等；各种奶类，如牛奶、酸奶等；水果类：如西瓜、苹果、梨、橘子、草莓、桃子、枇杷、橙子、菠萝、葡萄等；其他：木耳、海带、金针菇等。

建议：

早餐可选择黄灯区食物中的谷类1~2种、动物性食物1~2种、绿灯区食物中的豆类及奶类。注意干稀搭配及米面搭配。

午餐可选择黄灯区及绿灯区食物，少吃红灯区食物。以绿灯区的蔬菜为主，减少黄灯区的主食（即米面）量，佐以黄灯区和绿灯区的动物性食物适量，注意荤素搭配。

晚餐应控制主食量，以绿灯区食物为主，不吃红灯区食物。

每周红灯区食物不能超过4种，猪肉（包括瘦猪肉）不宜多吃，每周最多吃2~3次，其余每天的荤菜可用黄灯区及绿灯区的荤菜代替。由于主食吃得少，为延长其饱腹感，进餐时可用绿灯区的低热量、大体积的食物代替，并可在餐后 1~2 小时吃些水果。

2. 适当增加运动

有肥胖趋势儿童运动最好采用中低强度（即运动后心率为 85~130 次/分）、长时间（每次 20 分钟以上）、身体移动性的运动方式进行锻炼。

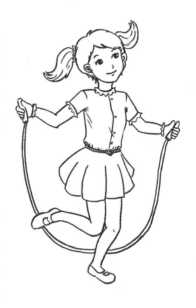

例如：慢跑（速度 100~110 米/分，心率从 90 次/分，逐渐达 120~130 次/分）、步行（速度 80~100 米/分，心率控制在 85~110 次/分）、游泳（速度 10~20 米/分）、骑自行车（速度 180~200 米/分）、登楼（每天登三层上下共 20 次，心率控制在 110~130 次/分）等。以上运动可辅以球类、跳绳等幼儿乐于接受的活动，并将运动变为日常生活的一部分，家长最好同时参加，这样更易见效。每天最适宜锻炼的时间为晚上 6~8 点。

剧烈活动可激增食欲，应避免。

3. 心理行为疗法

A、进食前的行为矫正

①控制孩子自己选购食品。因为有肥胖趋势的儿童往往对巧克力、奶油甜食、甜饮料等高热量的食物感兴趣，喜欢顺手

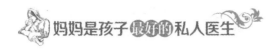

从超市货架上选购这类食品。

②家长不用食物作为奖赏、安抚或惩罚的手段。

③食品制作过程中，家长尽量不要让孩子在身边，以免食物对孩子产生诱惑力而造成多食。

④改变食物的烹调方式，最好以煮、蒸、炖、氽等为主，不用或少用煎、炸等方法烹调。食物加工应切成小块儿，避免进食大块儿过量食品。

⑤进餐时间和地点应有规律，进食量要控制，不宜饥一顿饱一顿。

B、进食中的行为矫正

有肥胖趋势的儿童大多有进食过快的习惯，要让他们学会细嚼慢咽，这样有利于部分食物进入人体开始消化后使血糖升高，从而向大脑发出饱食信号而停止进食。每顿饭进食时间可控制在 20 ~ 30 分钟。进餐时所用餐具应小巧，可用较浅的碗和小盘子；采用分餐制，分盘定量。进餐结束，应立即收碗筷或离开饭桌，避免进食多余食物。

C、进食后的行为矫正

进食后不要立即静坐，如长时间看电视、玩游戏机等，应适当进行一些活动后再坐下来，比如，可帮助大人扫地、倒垃圾等，做些力所能及的家务。如果时间充足，最好饭后进行长距离的散步。饭后散步尤其是晚饭后散步是最适宜、最安全的运动项目。

总之，不论小孩子是偏胖，还是偏瘦，在阳光充足的日子里，要抓住时机合理科学地补充营养，另外，除了科学营养外，还应注意适量体育锻炼、保证充足睡眠、保持愉快稳定的情绪。

第二章　别让小病缠上孩子

　　小孩子在生长发育的过程中，体质最弱，所以总是会被一些小病缠身，例如，伤风、感冒、发烧一类的小病，妈妈们需要给孩子做好预防，一旦生了病，也要尽快处理，选择符合医治病情的药物，来帮助孩子恢复健康，别让小病影响孩子的成长。

小儿感冒不容忽视

在生活中，感冒是最常见的传染病之一。中医认为感冒是由于六淫侵犯人体而致病的，六淫指的是自然界中存在的风、寒、暑、湿、燥、火六种致病邪气。其中风邪为六淫之首，是导致感冒的主要原因，所以古代医家将感冒称为"伤风"。西医则认为感冒是由病毒引起的，感冒所出现的症状均是机体为了驱赶病毒而做出的自身防御。营养不良、过度疲劳、睡眠不足、心情不好以及患有一些慢性疾病的人，受了凉都会患上感冒。

和大人不同，小孩子由于免疫系统发育不成熟，所以更容易患上感冒，孩子的鼻腔狭窄、黏膜柔嫩、黏膜腺分泌不足，对外界环境的适应和抵抗能力较差，因而容易发生炎症。

一、小儿感冒的症状

小儿感冒时往往上呼吸道症状（如鼻塞、流鼻涕、咽喉肿痛等）不明显，而消化道症状（如食欲不振、呕吐、腹痛、腹泻）却较明显。上呼吸道感染在小儿的临床表现除了发烧、咽痛及咳嗽外，多伴有消化道症状，如食欲不振、呕吐、腹泻、腹痛等。从病原学分析，致病微生物90%以上是病毒，其他有细菌、支原体等微生物。急性上呼吸道感染为小儿时期

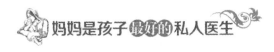

常见病、多发病，一年四季均可发病，每人每年可发病数次。病原体主要侵犯鼻、咽、扁桃体及喉部而引起炎症。若炎症局限某一局部即按该部炎症命名，如急性鼻炎、急性扁桃体炎等，否则统称为上呼吸道感染。

不同年龄小儿上呼吸道感染的表现不同，三个月以下婴儿：发热轻微或无发热。因鼻阻及鼻阻所致的症状较突出。如哭闹不安、张口呼吸、吸吮困难、拒奶，有时伴有呕吐及腹泻。婴幼患儿表现：全身症状较突出，病初突然高热39.5℃~40℃，持续1~2天，部分患高热同时伴有惊厥；一般鼻塞、流涕、咳嗽或咽痛等症状较重；常伴有拒食、呕吐、腹泻或便秘等消化道症状；体检除发现咽部充血外无其他异常体征。三岁以上患儿多不发热或低热，个别亦有高热，伴畏寒、头痛、全身酸懒、食欲减退，一般上呼吸道的其他症状明显，鼻塞、流涕、喷嚏，声音嘶哑及咽炎等。

除此之外，还有两种特殊类型的上呼吸道感染。一种是咽结合膜热，为腺病毒感染。以2~3岁幼儿多见。常有高热，热型不定，咽痛，单侧或双侧眼睑红肿及眼结膜充血，两侧轻重不等。耳后、双侧颈及颌下淋巴结肿大，咽充血，偶有腹泻。病程3~5天，亦有长达7天，另一种是疱疹性咽峡炎，多见于婴幼儿，高热，婴儿流涎增多，吞咽不适，表现为拒奶、烦躁、爱哭闹。幼儿可诉咽痛，咽部有特征性病变，初为散在性红疹，主要分布于咽腭弓、软腭、扁桃体及悬雍垂上。一般化验后白细胞偏低，早期中性粒细胞稍增高。合并细菌感染白细胞总数及中性粒细胞均可增高。

上呼吸道感染若不及时治疗，炎症可波及其他器官发生相应症状，常见的并发症可有鼻窦炎、中耳炎、眼结膜炎、颈淋巴结炎及咽后壁脓肿。少数病由细菌感染时对体弱儿尚可引起全身及其他部位的并发症如败血症、脑膜炎以及肾炎。

由于小儿表达能力差，往往不能明确说明自己哪里不舒服，不会说话的婴儿更是如此，因此父母对小儿的感冒症状不可掉以轻心，发现病情异常应及时去医院诊治。

二、小儿感冒出现下列症状应及时送医院

1. 高烧 39.5℃ 以上。

2. 患儿已不能喝水、出现惊厥。

3. 患儿精神差，出现嗜睡或不易叫醒。

4. 患儿平静时有喉喘鸣声。

5. 感冒后如果出现呼吸增快，可能是轻度肺炎。（2 个月以下的小儿呼吸每分钟 ≥60 次，2 个月 ~1 岁的小儿每分钟 ≥50 次，1~4 岁的小儿每分钟 ≥40 次。）

6. 呼吸增快且胸凹陷（胸凹陷指患儿吸气时胸壁下部分凹陷，这是由于肺组织弹力差、吸气费力所致。若吸气时仅有肋间或锁骨上方软组织内陷则不是胸凹陷）。有此症状的患儿已经出现了较明显的呼吸困难，可能是重度肺炎。

如果小儿只是咳嗽、呕吐、腹泻、发热不超过 39.5℃，而且患儿的精神好，呼吸没有明显地增快，这时妈妈可以自己运用食疗和按摩的方法，帮助小儿减轻感冒的症状。

三、小儿感冒的食疗及简单按摩方法

1. 小儿感冒多是由于受凉引起，所以妈妈平时一定要细

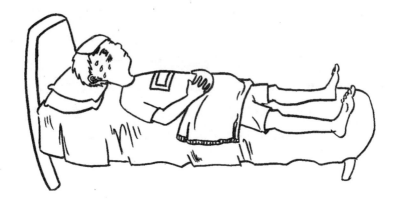

心观察，随时摸摸宝宝的小手。如果宝宝的手冷，说明受凉了，要及时添加衣服，多喝一些温开水。如果宝宝的小手仍然不暖和，就要及时采取以下方法：

①不到1岁的宝宝喝红糖水。红糖水性温，可以祛寒。

②1岁以上的宝宝可以在红糖水里加一片一元钱硬币大小的生姜，3岁以上切两片。

③晚上临睡前给宝宝用温水泡泡脚，直到宝宝的额头微微出点汗。泡完小脚后，多喝些温开水，尽早上床休息。

④上床后可隔着衣服在宝宝的背部上下搓，将背部搓热也能起到预防感冒的作用。如果宝宝有轻微的鼻塞，可将他的小耳朵搓红，这对治疗鼻塞效果也很好。

2. 有的小儿感冒的早期症状是呕吐、腹泻、腹痛，小婴儿往往是频繁地吐奶，父母可以做以下处理：

①1岁的宝宝空腹喝红糖蛋花汤。具体的做法是：先把鸡蛋在碗中搅匀。然后在小锅里放大半碗水，再放入小半勺红糖，将煮沸的红糖水倒入盛有鸡蛋的碗中。这种红糖蛋花汤既能祛寒暖胃，又能营养胃黏膜、肠黏膜，同时也利于消化吸

收。宝宝在吐完或拉完后喝一碗温热的蛋花汤，一般就可见效。如果宝宝吃完后又吐或又拉了，说明宝宝受寒较重，那就再给宝宝喂一次，多数能很快缓解。1岁以上的宝宝在汤里再加一薄片生姜，将生姜红糖水煮沸后改用小火烧5分钟，再用这姜糖水去冲鸡蛋。接下来的一顿饭给宝宝吃点清淡的东西，如稀饭、烂面条等。

②晚上给宝宝泡泡脚，让他出点汗，再多喝点温开水，早些休息。

四、小儿感冒的预防

1. 防受凉是预防感冒的关键

①民间有句古话："若要宝宝安，常带三分饥和寒。"为什么宝宝穿得相对少一些可以不生病？那是因为小儿处在生长发育过程中，新陈代谢特别旺盛，加上小儿喜欢运动，如果穿得过多就容易出汗，出汗时毛孔大开，若遇到冷风，很容易造成感冒。而宝宝适当地少穿一些，感觉有些冷，全身的毛孔都是收缩、紧闭的，运动后也不容易出汗。由于毛孔都处在紧闭状态，冷风很难入侵体内，对身体的伤害不是太大。宝宝通常会打几个喷嚏、流清水鼻涕，这时只要及时给宝宝喝些温开水，避免直接吹风，症状很快就能得到缓解。

②宝宝受凉很大一部分原因是由于晚上睡觉时蹬被子造成的。我们手臂上有两条经络，一条叫手太阴肺经，一个叫手阳明大肠经，它们连着肺、气管、咽喉、鼻子等器官。而宝宝睡觉时，总是把手和膀子伸到被子外面，这样自然就会感冒。长期流鼻涕而导致慢性鼻炎的宝宝，90%是因为晚上睡觉时手臂

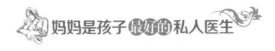

放在被子外受凉造成的。

因此，有些妈妈为了防止小儿着凉，让小儿穿着毛衣毛裤睡觉，这种以衣代被的做法是错误的。因为人只有在全身放松、肌肉松弛的情况下才会睡得香，如果小儿穿太多的衣服睡觉，会影响小儿肌肉的松弛，不利于小儿的血液循环和呼吸，也影响小儿的睡眠质量。妈妈最好为宝宝缝一个睡袋，对于3岁以内的宝宝，父母在睡袋两侧加上两只封好口的袖子；3岁以上的宝宝就可以完全睡在睡袋里，将睡袋开口的一边缝死，另一边用两个襻子固定，旁边留出一个小口，这样宝宝可以伸出一只小手抓住大人的手，让他不至于感觉到完全藏在被子里而太孤单。

2. 全面提高身体素质以防感冒

①全面均衡的饮食

处在生长发育阶段的宝宝，任何营养都不能缺乏，所以宝宝的食谱应该丰富多彩。现在很多父母是什么贵就给宝宝吃什么，很多宝宝顿顿不离鱼、虾、肉。民间有句话："鱼生火、肉生痰，青菜豆腐保平安。"这有一定道理，鱼虾吃多了，内热大，容易出汗。而这类内热大的宝宝一旦受凉感冒就常常伴有高热。所以建议给宝宝的食谱最好是鸡、鸭、鱼、虾、猪、牛、羊都要有，鱼、虾每周不超过两次，即做到营养均衡。再配上各个季节上市的蔬菜、水果，不要吃反季节的蔬菜、水果，这样宝宝的营养就全面了。

②充足的睡眠

无论是大人还是小孩，每一天的身体、情绪、智力状况都与前一晚的睡眠有直接的关系，所以充足的睡眠不但可以增强体质、预防感冒，也是一个人提高生活质量的根本。

③肺活量大的人一般不易感冒

肺活量在一定程度上反映了呼吸机能的潜在能力。一般说来，经常进行锻炼或从事较强劳动的人，其肺活量大，不容易感冒。而小儿和成人相比，肺泡的数目少，肺容量也小。因此，宝宝的锻炼只要多接触大自然、多呼吸新鲜空气就可以了。

小儿如果发烧怎么办

提到发烧，妈妈就很害怕，其实，发烧是人体抵御疾病的一种反应，发烧能够提高小儿的防御机能，并为炎症的痊愈创造了有利的条件。所以，当宝宝发烧时，妈妈不要太慌张，只要宝宝的体温没有超过39.5℃，精神显得还不错的话，妈妈就可自己处理。但需要注意一点，对于那些出生不足一个月的宝宝或重度营养不良的宝宝，他们发烧时，很可能体温不仅没有升高，反而会下降到35℃以下，出现这类情况是十分危险的，妈妈应该在发现的第一时间送医院进行抢救。

小儿发烧有个特点：小儿如果手脚冰冷、面色苍白说明体温还会上升；一旦小儿手脚暖和了、出汗了，体温就可以控制，并很快能降温，妈妈遇到小儿发烧时可采取哪些方法呢？

① 婴儿的前囟门在1岁半之前还未完全闭合，妈妈在宝

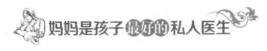

宝睡着后用手心捂在其前囟门处，直到宝宝微微出汗，这时宝宝的鼻子通了，呼吸匀称了，温度也下降了。再把宝宝叫醒，多喂他一些温开水或红糖水。

②多数宝宝发烧是因为受凉感冒引起的，如果宝宝发烧时手脚冷、舌苔白、面色苍白、小便颜色清淡，妈妈可用生姜红糖水为其祛寒，在水里再加2～3段一寸长的葱白，葱白有发汗的效果。

③如果小儿发烧手脚不冷、面色发红、咽喉肿痛、舌苔黄或红、小便黄且气味儿重、眼睛发红，这说明小儿内热较重，就不能喝生姜红糖水了，应该喝大量温开水，也可在水中加少量的盐。只有大量喝水，多解小便，身体里的热才会随着尿排出，宝宝的体温才会下降。

④2岁以上的宝宝发烧，妈妈可以帮其按摩。先搓宝宝的脚心，把热往脚下引，把脚搓热了再搓小腿，小腿搓热了再搓手、膀子、后背，最后是宝宝的耳朵。按摩时要轻、要慢、要多喂宝宝喝水。如果宝宝还持续发烧可用温水帮他擦身，用毛巾把宝宝身体擦热、擦红，给宝宝的身体散热；如果宝宝还是手脚发凉，说明宝宝受寒较重，可连续给宝宝多喝几次葱姜红糖水。需要提醒各位妈妈的是，喝葱姜红糖水加按摩治疗的顺序是先喝葱姜红糖水再按摩。

⑤宝宝感冒发烧后会影响消化系统的功能，食欲会下降。所以宝宝生病后要吃一些清淡的稀饭、面条。

九招治愈婴儿湿疹

婴儿湿疹，也叫"胎毒""奶癣"，是婴儿时期常见的一种皮肤病，属于变态反应性疾病，也叫过敏性疾病，以 1～3个月大的婴儿最为多见。导致婴儿湿疹发生的原因比较复杂：外界对婴儿皮肤的刺激、婴儿消化不良以及先天性的过敏体质都可能诱发此病。

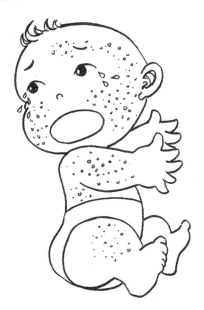

婴儿湿疹常常呈对称性分布，大多发生于婴儿的面颊、额头、眉间和头部以及皮肤皱褶处，有时也可累及婴儿的躯干和四肢。发病初期，可在患儿局部皮肤上见到红斑丘疹，有瘙痒

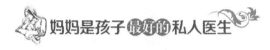

感。几日后，丘疹会转变为小点状的水疱，水疱破溃后可有液体渗出，渗液干后可在局部形成厚痂，症状严重时还可出现局部皮肤糜烂，甚至继发感染。

婴儿湿疹可分为干燥型湿疹和脂溢型湿疹两种。干燥型湿疹多见于瘦弱的婴儿，好发于婴儿的头皮、眉间等部位，其皮损常表现为有少量的灰白色糠皮样皮屑脱落，无明显的液体渗出。但患有此型湿疹的婴儿常常会因阵发性的剧烈瘙痒而哭闹不止或不能安静入睡。脂溢型湿疹，常见于比较肥胖的婴儿，以头顶、眉际、鼻旁及耳后多见。发病初期可在婴儿的两颊见到红斑、丘疹或丘疱疹，丘疹上常会渗出淡黄色的油脂，并结成油腻性痂皮，但痒感不太明显。

对于患有婴儿湿疹的患儿，其妈妈的细心护理是促进其康复的有力保障。那么，妈妈应该怎样护理这样的患儿呢？主要应注意做到以下 9 点：

1. 如果婴儿出现了湿疹，妈妈在母乳喂养期间要忌吃鱼、虾、蟹、鸡蛋以及辛辣的食物，同时还要避免饮酒。

2. 患儿的饮食要定时定量，最好吃母乳。如果患儿是喝牛奶，则要多加水少加糖，而且牛奶煮沸的时间要稍长一些。此外，患儿如有消化不良，应及时进行治疗。

3. 要避免让有刺激性的物质接触婴儿的皮肤，尤其是不能接触婴儿的湿疹，也不要在患处涂擦油脂丰富的护肤品。同时，要禁止用肥皂和过烫的水清洗患处。

4. 应保持适宜的室温，因为室温过高会使湿疹的瘙痒感加重。

5. 平时要给婴儿穿松软、宽大的棉织品或细软布料的内衣，避免穿化纤织物，而且内、外衣均要忌羊毛织物以及绒线衣衫。婴儿的尿布应勤洗勤换。

6. 可给患儿口服 0.2% 的苯海拉明糖浆，给药的剂量应按每天每公斤体重 1~2 毫克计算，每天分 3~4 次服用。也可给患儿口服扑尔敏，给药剂量按每天每公斤体重 0.35 毫克计算，每天分 3~4 次服用。

7. 对面积不大、病情较轻的湿疹，可在患处涂擦糖皮质激素类软膏（如皮炎平软膏、复方地塞米松霜等），但由于此类药物具有一定的副作用，所以需要在医师的指导下使用，而且不宜涂擦得太厚。对脂溢型湿疹患儿，只需在其患处经常涂擦一些植物油（如茶油等），即可使痂皮逐渐软化脱落。对有皮肤糜烂的患儿，可先用洁菌灵洗液清洗掉渗出液，然后在患处涂擦氯锌油（每天涂 2~3 次）；或者先用 3% 的硼酸溶液湿敷患处，然后再外涂氧化锌油剂（每天涂 2~3 次），待渗液减少后可改为只外涂硼锌糊，每天涂 2~3 次，直至痊愈。有继发感染时，还可外涂一些抗生素药物，如新霉素软膏、百多邦等。

8. 妈妈要避免婴儿在患病期间与患有单纯性疱疹的人接触，以免患儿并发卡波西水痘样疹。

9. 在患儿睡觉前，妈妈应先将婴儿的两手适当地束缚一下，以防婴儿抓伤其皮肤。

除了上面几点之外，妈妈们还需要注意，婴儿湿疹与婴儿特应性皮炎和婴儿脂溢性皮炎等疾病的很多症状都相似，所以，婴儿的皮肤上一旦出现了红斑丘疹，妈妈要带着婴儿及时去医院就诊，千万别一律按照婴儿湿疹处理，耽误了病情的处理。

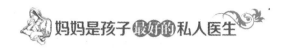

小儿食物过敏怎么办

　　尽管食物过敏并不是小儿常发生的事件，但根据调查，全世界还是有8%的婴儿发生过食物过敏，造成食物过敏的原因主要是不科学的喂养观念以及不适当的喂食方式。过敏不仅会影响着孩子的身体发育，而且已经渐渐成为某些过敏性疾病的诱因，严重威胁孩子的身心健康。那么，如何避免宝宝食物过敏呢？其实，从宝宝一出生就哺喂母乳6个月以上，可以降低过敏发生概率。另外，在添加辅食时，务必要坚持一次只添加一种的原则。

　　什么是食物过敏呢？其实，食物过敏是指体内免疫系统对某种食物（这种食物通常是无害的）产生不正常的免疫反应，这样，每当吃到可以令你过敏的食物时，就会反复引起皮肤、呼吸道、肠胃不适甚至休克等过敏反应。

　　从广义来说，食物过敏只是食物不良反应的一种，对食物的不良反应可分为中毒性（食物中毒）和非中毒性，非中毒性则又分为免疫性（又叫食物过敏）和非免疫性（又叫食物耐受不良）。事实上食物耐受不良占了食物不良反应的很大一部分，这是因为食物内化学成分（食物本身或添加物）或人体内无法处理食物所造成的食物不耐现象。举例来说，有的人一喝牛奶就拉肚子，其实并不是对牛奶过敏，而是他们肠道内消化牛奶的乳糖酵素过少，所以才导致消化不良而腹泻。

有研究发现，过敏性疾病家族史和过早添加辅食是导致食物过敏的两大主因。如果父母中有一方有着过敏性疾病表现，那么其子女发病率约为37%，若父母双方均有过敏性疾病表现，那么其子女发病率可高达62%。另外，在4个月之内添加辅食的婴幼儿发生食物过敏的危险性是晚添加辅食者的1.35倍。

一、食物过敏的典型症状

过敏症状主要表现在皮肤、肠胃和呼吸道，有时甚至发生全身性的过敏反应。多数反应只是持续几分钟或几个小时，少数可能持续几天，症状则因人而异。

1. 皮肤

最常见的是荨麻疹，皮肤上出现发红肿胀且非常痒的皮疹，来得快消失得也快，通常是一小片一小片地出现，可合并血管性水肿，也可单独发生或合并其他症状。婴儿如果有异位性皮肤炎，还可能因食物过敏而引起症状恶化，更需要小心。

2. 呼吸系统

可引起类似喘鸣的症状，产生呼吸困难和喘鸣声，也可能引起鼻子和眼睛过敏，出现流鼻涕、打喷嚏、眼睛红肿瘙痒等症状。

3. 肠胃道

出现恶心、呕吐、腹泻乃至消化道出血，有时口腔及其周围也会出现红疹、发痒和肿胀。严重的全身性过敏反应比较罕见，可引起血压下降、休克及合并上述过敏症状。

二、注意辅食添加：一次单项、观察一周

在出生满六个月之后，再给宝宝开始添加辅食，是避免食物过敏的好方法。添加时以一次单项为原则，也就是说每次只添加一种辅食，同时进行观察，看宝宝是否有经常吐奶、腹泻甚至出现红疹的症状。如果该辅食持续食用一周都没问题，则可以再添加另一种辅食，同样持续观察一周。

等到几项辅食个别喂食宝宝后都没问题，才能将这几种混合在一起喂食。之所以这么做，主要是观察宝宝对每一种食物的反应是否正常，若有过敏情况出现，也才更清楚是哪一种食物需要列入宝宝的过敏黑名单中。

3 个技巧排查食物过敏

技巧 1：用心观察，详细记录

仔细观察宝宝的饮食状况，将所吃的每一样东西都详细记录下来，包括正餐、点心以及其他食品，至少连续记录 4 天。

技巧 2：严格排查，持续跟踪

首先从宝宝最常吃、最爱吃的食物开始，仔细筛选所有可疑的过敏原，比如，乳制品、小麦、蛋清、花生酱、玉米、大豆等。然后开始具体的排查工作，其中乳制品是最常见的过敏原。所以，如果没有发现其他更加值得怀疑的食物，那么建议从乳制品开始。不过，要彻底抛弃乳制品并不容易，因为许多好吃的食物都是乳制品，如牛奶、酸奶、冰淇淋等。

在找出可疑过敏原之后，进行持续跟踪的测试观察。每次测试只针对一种食物，连续 2 个星期不要让宝宝吃这种食物（如果时间充裕，可以将测试期延长至 3 个星期），并随时记

录下所观察到的状况。就这样，在一种食物经过测试之后，再彻底更换另外一种，直至把所有的可疑食物测试完毕。需要注意的是，在对可疑食物进行过敏原测试时，应避开花粉较多的季节或家里装修的时候，因为此时外部环境本来就容易引发过敏，所以可能影响到过敏原测试的准确性。

技巧3：再度试验，避免误判

在基本确认哪些食物是过敏原之后，为了确定过敏症状的出现不是巧合，请尽量进行二次试验。可以采用循序渐进、少量给予的方式，让宝宝分别再吃这些可疑食物，每隔3天或4天就增加一点分量，以确认过敏症状是否会再度出现。最后，分别记录下宝宝所吃的可疑食物、出现的过敏症状、停掉该食物的反应等，这样方便掌握宝宝对于不同食物的适应情况，即便将来看医生也有备无患。

三、即刻动手，快速除敏

如果你家宝宝非常容易过敏，那就要采用一些快速减轻症状的方法。请把所有可疑的食物从宝宝的饮食中同时剔除，连续坚持至少1个星期，或直到明显看出过敏症状改善为止。然后，每隔1个星期恢复一种食物，注意过敏症状是否会再度出现。如果再度出现，那么该项食物就需要从宝宝的饮食中消除至少4个月，然后再慢慢以少量方式恢复进食。

确认过敏原两大技巧

技巧1：从单一食物下手

要找出食物过敏的罪魁祸首，一开始最好先从成分比较单一的食物下手，比如牛奶，而不要从比较复杂的食物开始，比

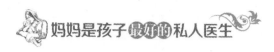

如罐头，因为其中可能含有好几种潜在过敏原，很难找出导致过敏的真正元凶。

技巧2：多留心客观症状

请把观察的重点放在最客观的症状上，比如，皮肤是否出疹子、排便习惯是否改变（腹泻或便秘）、呼吸道有无症状等，然后记录下最严重的征兆与症状。如果家长的观察力足够，还可以加上一些宝宝行为的变化，如容易发脾气、晚上经常会醒来等。

四、注意过敏的交叉反应

食物中所含的过敏原，可能存在一定的相互交叉性。简单地说，就是对某种食物过敏的人，很可能也对另一种食物过敏，因为这两种食物含有相同的致敏原，从而导致不同的食物会发生相同的食物过敏反应，比如对牛奶过敏的人可能对羊奶也过敏。容易出现过敏交互反应的食物包括香料和芹菜、花生和黄豆、牛奶和羊奶、牛奶和肉类等。

4个技巧预防食物过敏：

技巧1：尽量延长母乳喂养的时间，至少应坚持到出生6个月之后。因为母乳中含有多种对过敏有制约作用的免疫球蛋白及抗体，对防止过敏很有好处。另外，妈妈在哺乳期间应避免吃容易引起过敏的食物。

技巧2：宝宝出生后第一年的饮食要以低过敏食物为主，同时辅食添加不宜过早。每周逐步给宝宝增加一种新食物，从蔬菜、米饭、谷类食品、水果开始。

技巧3：凡是确认为过敏体质的宝宝，或是有家族食物过敏病史的宝宝，添加辅食的时间可稍晚一些，推迟到6~8个月时再添加，而蛋和鱼则要在出生满18个月以后再添加。

技巧4：在添加固体食物时，量要少，品种以单项为宜，在确认有无过敏反应后，再加入新的辅食。切忌多种新食物同时添加，以免分辨不清过敏原。

精心呵护，让孩子远离"脊椎病"

提到"脊椎病"这三个字，有很多的妈妈会觉得这是中老年人得的病，所以压根儿不会联想到身边的孩子，可是现在很多专家医生渐渐发现，儿童也正在受到脊椎病的威胁和伤害。由于儿童脊椎比较柔韧，潜在的病情往往不易觉察，往往15岁左右才显现症状，到25岁就会成为长期病痛。许多国家和地区的统计数据显示，中老年人的"侧弯症"80%源于幼时。可见，在儿童时期就应注重脊椎的健康。

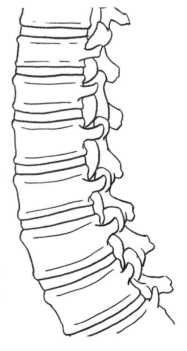

人的脊椎也如柱子一样，

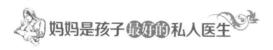

支撑着整个身体，而颈椎和腰椎，正是这根"柱子"上的两个关键部位，在人的行动中起着重要的作用，以保证人的行动自如。它们一旦出了问题，就会给人带来无穷的痛苦，甚至会影响人的生命。

低龄的颈椎病患者多是被妈妈强迫长时间从事同一种姿势的活动所致。例如，有的妈妈要求孩子练习书法长达两三个小时，再加上有些孩子写字时头低得过低，长时间下来，就会造成颈部肌肉劳损；有的妈妈让孩子背着手风琴一练就是一两个小时，十几斤重的手风琴压在孩子肩、颈部，时间久了也会造成肌肉劳损。

一般来说，学龄前儿童因骨骼还没发育完全，过度劳累后出现的症状多是颈部肌肉劳损。如果没能及时进行调理与治疗，到十几岁时，就会发生骨质病变，成为真正的颈椎病。如果孩子经常说脖子痛、头痛、头晕，或出现颈部活动不灵活时，就有可能是颈椎病的前兆。家长一定要引起注意，首先要去除诱因，如减少孩子写字、练琴的时间等，让颈部得以充分休息。如果经过充分休息后，症状仍然没有消失，妈妈就必须及时带孩子到医院进行检查，拍X光片，确认是否已患上颈椎病，并通过按摩、牵引等方法进行治疗。

为了预防孩子的脊椎出问题，妈妈可以用手掌在孩子的脊椎两旁，顺着脊椎骨向上轻推。首先让孩子仰卧、低枕，妈妈一手托孩子的头枕部，另一手拿捏孩子的后颈部，由下而上至枕部反复3~5遍；换手托枕部，再拿捏3~5遍；或者，妈妈双手抱住孩子的头部（一手在枕部一手在下颌部）将头提起，背部稍离床，轻轻抖2~3下，入下，换手抱头（原托下颌的手改托枕部），重复上述动作，反复共牵引 4 次。

正常的脊椎正面观应该是直线垂直于地面，侧面观是呈 S 型的生理弯曲。但是有些儿童由于先天不足，骨骼发育迟缓，成长过程中过多的跳跃，长期的坐站姿势不正确，缺乏体育锻炼使脊椎两侧所附着的肌肉和韧带力量较差，造成脊椎稳定性不好等原因使脊椎的某个部位很容易发生位移，引起脊椎不同程度的侧弯。

中医根据辨证施治，多采用散风祛湿、活血化瘀、舒筋止痛等法，对减轻疼痛、麻木、头晕等症状有一定疗效。常用的成药有：木瓜丸、风湿痹痛片、换骨丹、养血荣筋丸、桐丸、颈复康颗粒等。常用的方剂有：四物止痛汤、独活寄生汤、桃红四物汤、骨刺汤、伸筋活血汤等。另外，颈复康颗粒根据益气养血、活血通络、散风止痛的原则，精选黄芪、丹参、白芍、川芎、桃仁、红花、乳香、没药、土鳖虫等二十余味地道中药材精制而成。对治疗颈椎病也有一定疗效。

颈椎病验方：将葛根 130 克，骨碎补、白芍各 90 克、鸡血藤、巴戟天各 80 克、当归、羌活、桂枝各 60 克，炮山甲、乳香、没药、蛇 3 条，药研细末，水泛为丸，每服 6 克，1 日 3 次，温开水送下，1 剂为 1 疗程，服 1~3 剂。

脊柱健康与否关系到人一生的生活质量，想要脊柱健康，就得从少年儿童开始注意。保持脊椎健康的最佳方法莫过于重视平时对脊椎的保养、保护、锻炼，防患于未然。

每天适度晒晒太阳，可预防佝偻病等缺钙病症。此外，在饮食中应常吃含优质蛋白质和钙丰富的食物，如牛奶、蛋类、禽肉、鱼类、大豆及豆制品等，以保证钙摄入量充足。

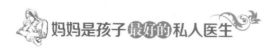

另外，孩子长期不正确的学习姿势是导致患病的重要原因，表现为学习时头部过低、歪头、颈部过分前伸和前弯。正确的坐姿为：尽可能保持自然的端坐位，头部略微前倾，保持头、颈、胸的正常生理曲线；使用适合孩子身高的桌子和椅子，避免头颈部过度后仰或过度前屈，定制一个与桌面呈10～30度的斜面工作板，更有利于坐姿的调整。

最后，让孩子坚持有规律的健身锻炼，尤其是颈项肌和腰背肌的锻炼，例如，经常游泳（尤其是蛙泳）有益于脊椎健康，能有效预防脊椎疾患，延缓脊椎退变。

保护好孩子的牙齿

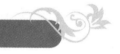

一、孩子牙齿痛怎么办

1. 冷敷牙龈：一些清凉的食物除了能够有效的舒缓发炎的牙龈之外，同时还能够转移宝宝的注意力，比如，冰香蕉、冷胡萝卜等。除此之外，还有像冰凉的毛巾或冰镇橡皮奶嘴，都能起到很好的止疼作用，但冰凉毛巾的效果似乎不如冰香蕉的效果要好。

2. 按摩牙龈：如果宝宝出现牙疼的情况，家长不妨将手指洗干净以后或用专用按摩牙龈器轻柔地按摩宝宝的牙龈，这样做除了能分散孩子的注意力之外，而且还能起到缓解牙龈疼痛的作用，同时更能拉近亲子间的关系。

3. 玩游戏：要想宝宝感觉不到疼痛，最好的方法便是转移宝宝的注意力，让他不再注意自己要冒出牙齿的牙龈。因此家长不妨和宝宝多玩些游戏，比如，玩玩具、跳舞、躲猫猫等，这些游戏都是宝宝最爱玩的，同时还能让宝宝忘记不适感。

4. 咀嚼：咀嚼可帮助宝宝有效的缓解因长牙而出现的疼痛问题，宝宝的颌部不断地运动，可有效地减少疼痛感。因此家长可以用任何干净、无毒、可以咀嚼、万一吞咽也不会堵住气管的东西给宝宝咀嚼。

二、如何呵护孩子的牙齿

近年来，随着人们生活水平的提高及饮食结构的变化，龋齿的发病率在不断升高，尤其是少年儿童龋齿发病率尤为突出，那么引起龋齿的原因是什么呢？

1. 龋齿的发生与以下四个原因有密切关系：

（1）细菌的作用：主要是变形链球菌。

（2）牙齿的条件：有明显的解剖缺陷，如较深的窝沟或牙釉质发育不全。

（3）食物残渣的存在。

（4）以上情况长时间存在就会增加发生龋齿的机会。

2. 如何预防龋齿的发生，保持牙齿健康？

答案：养成良好的卫生习惯，每天早、晚正确刷牙，饭后漱口，保持口腔卫生。

3. 什么是保护剂？

答案：原名为保护漆，用于专业防龋的涂膜。将产品滴涂

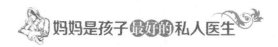

在牙齿上，即能形成一层保护膜，发挥防龋的功效。

4. 使用保护剂有副作用吗？

答案：没有。通过大量的实验室工作及多年广泛的应用，均未发现有任何副作用，完全适合长期使用。

5. 使用保护剂后牙上会有难看的色斑吗？

答案：没有。保护剂膜是无色、无味、透明的，使用后牙面会更加光亮润泽。

6. 多长时间使用一次？

答案：通常每半年使用一次，即可达到防龋的目的。

7. 操作保护剂前后应注意什么？

答案：在操作前应该漱口，保持口腔清洁。牙齿滴涂保护剂后45分钟内不要吃喝，不要刷牙漱口，待涂膜完全干燥。此后保护剂涂膜即可充分发挥防龋功效了。

如何为孩子呵护鼻子

一、鼻子呼吸的重要性

人在呼吸的时候，鼻腔不只是空气的通道，由于鼻腔组织构造的特殊性，它还是空气的"加工厂"。这个"加工厂"具有类似"空调机"的作用，有温暖空气、湿润空气和洁净空气的功能。

鼻腔黏膜的血管十分丰富，具有收缩和扩张功能，而且能

随着体内外环境的改变而进行自我
调节。当外界冷空气进入鼻腔时，
小血管里的血液就增多，流动也加
快，这样，就能把进入鼻腔的冷空
气调节到和体温相似的温度；同
时，可将干燥的空气变为湿润的空
气，以维持呼吸道的正常生理
活动。

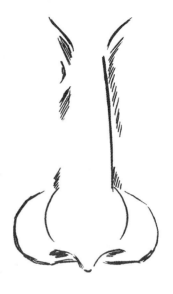

　　鼻孔里长有许多鼻毛，用鼻子
呼吸，鼻毛能够挡住空气中许多灰
尘。有时候，空气里的刺激性气体
刺激了鼻腔里的神经组织，就会打
喷嚏，将粗粒灰尘和有害气体喷出来。

　　吸入的空气基本无病菌，主要是鼻腔里黏液腺和黏膜上皮
纤毛所起的作用。当空气中的灰尘和微生物等吸入鼻腔后，被
吸附在"黏液毡"上，随着纤毛运动和吞咽动作，被咽入胃内
或被咯出。同时，鼻腔分泌的黏液中还含有一种"容菌酶"，它
能抑制和溶解细菌。鼻腔的呼吸功能对人体健康的关系非常密
切，所以，平时要保持鼻腔清洁，不可随便挖鼻孔。鼻腔一旦
阻塞而妨碍正常呼吸时，应请医生检查。

二、儿童鼻子的发育特点

　　鼻是呼吸道的起始部分，是气体进出的门户；同时，又是
嗅觉器官。小儿的鼻部结构与成人有所不同：

　　（1）由于面部颅骨发育不全，小儿的鼻和鼻腔相对地短

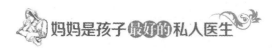

小。新生儿及初生数月小儿几乎没有下鼻道。以后，随着年龄的增长，面部颅骨、上颌骨的发育以及出牙，鼻道逐渐加长加宽。到4岁时，下鼻道才完全形成。

（2）婴幼儿没有鼻毛，鼻黏膜柔弱且富于血管，故易受感染。感染时，由于鼻黏膜的充血肿胀，常使狭窄的鼻腔更加狭窄，甚至闭塞，发生呼吸困难。即使是普通感冒，婴幼儿也可能发生呼吸困难、拒奶以及烦躁不安。

（3）婴幼儿的鼻窦不发达，出生时，上额窦及筛窦虽已形成，但极小，额窦及蝶窦则完全未发育。以后，随着年龄的增长，面部颅骨和上颌骨逐渐发育，鼻窦也逐渐发育完成。但各个鼻窦的发育也不完全一致，如上颌窦，2岁后开始迅速增大，到6岁时已较宽而深；筛窦的发育速度与上颌窦相似；生后第2年额窦开始出现，6岁时如豌豆大小，12～13岁时才发育完善；蝶窦到3岁时才与鼻腔相通，6岁时此腔开始很快增大。由于年幼儿鼻窦发育较差，故易患上呼吸道感染，但极少引起鼻窦炎。

（4）年幼儿的鼻泪管较短，开口部的瓣膜发育不全，位于眼的内眦。所以，小儿上呼吸道感染往往侵及结膜，出现眼睑红肿、眼屎多等症状。

三、鼻子很脆弱，所以要保护

中医认为，鼻为肺窍，是呼吸系统的门户，也是邪气侵犯肺脏的主要通路。冬季加强对鼻及其他呼吸道器官的防护，不但能防感冒，还是预防呼吸道及心肺感染的关键。鼻子上与颅脑相近，下与鼻泪管及眼睛相通，鼻后的鼻咽部又与咽喉相接，通过两边耳咽管还与中耳相通。正因为鼻腔四通八达，鼻子病了，常会影响周围相邻器官的健康。

此外，人体吸入氧气、吐出废气，都要靠鼻子发挥作用。鼻子可对吸入的空气过滤、加温，是防止细菌、病毒侵入的第一道防线。鼻腔内有许多鼻毛，又分泌鼻黏液，因此鼻腔又是很多细菌、灰尘、花粉等过敏源聚集的地方，当身体抵抗力下降的时候，鼻腔是扩散、传播细菌和疾病的源头。继而诱发头痛、鼻塞不通、嗅觉失灵、鼻子衄血等各种呼吸道疾病以及中耳炎甚至颅脑等疾病，造成严重的不良后果。

孩子的鼻子是很脆弱的，尤其是在冬季，为了保护好鼻子，孩子应坚持户外活动，多呼吸新鲜空气，常用冷水洗鼻，改善鼻黏膜的血液循环。每天对鼻子进行适当按摩，对增强鼻子的功能和预防相关疾病有重要意义。并且多吃些梨、藕、香蕉、银耳、萝卜、蜂蜜、核桃、芝麻等有滋阴润燥作用的药食，少吃辛辣刺激与过于燥烈的食物，可防止因上火对鼻腔造成伤害。

小儿红眼病应该如何治疗

正在生长发育的小孩子，由于自身体质相对成人而言较弱，所以免疫力低，特别在春暖花开的春季，小儿红眼病的发病率逐步升高，那对于红眼病患儿，妈妈该怎么做，才能帮助孩子正确治疗呢？

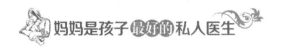

一、西医治疗

红眼病是单眼或双眼结膜充血，有大量黏液脓性分泌物，但一般不影响视力。如果不及时治疗，有的则转成慢性结膜炎。

具体治疗如下：

治疗以滴眼药水为主。如患者病情重、伴全身症状者应加用系统规范给药。常用的抗生素眼药水有：盐酸洛美沙星眼药水，托百士眼药水，0.1%利福平、10%～20%磺胺醋酰钠、0.3%氟哌酸、0.25%氯霉素眼药水；抗病毒眼药水有：0.1%病毒唑眼药水，0.1%无环鸟苷眼药水等。

每天入睡前可涂抗生素眼膏，如环丙沙星、金霉素或四环素眼药膏，对病毒感染的患者必要时也可应用干扰素等治疗。

患者毛巾、衣物要及时消毒。如：阳光下暴晒、热水烫和用消毒液浸泡等，以便彻底杀灭病原体，以防重复感染或传染他人。

患者在治疗的同时，要少吃些辛辣、上火食物，以免加重病情；同时，患者在疾病症状完全消失后仍需继续用药一周，防止复发。

冲洗眼睛。由于结膜囊内分泌物聚集，容易磨损眼角膜，积聚病原微生物，因此，患者必要时在每天早晚可用生理盐水或2%硼酸水冲洗自己的眼结膜囊2～3次，及时擦洗、清除眼内外分泌物，以便增强药物治疗的疗效。

二、中医治疗

红眼病，中医又叫"天行赤眼"。此病为季节性传染病，多发生在夏季，系由感受风邪热毒，侵袭人体眼部引起的。现代医学称为急性结膜炎，认为是由病毒传染所引起的一种急性传染病。因其具有发病急、传播快、流行广、传染性强的特点，故医学专家们又称之为夏季的眼科"瘟疫"。临床上，本病以发病急、白睛发赤、眼痛、眼胞（眼睑）发肿、目热怕光、眼眵多而黏结为特征。中医采用清热解毒、祛风止痒疗法，以及用民间的熏洗疗法常获良效。

1. 食疗中药

苦瓜：苦瓜1个，剖开去瓤，晒干，焙干研末。每次服5克，灯芯草煎汤送服。适用于风热型。

蒲公英：鲜蒲公英60～120克，水煎服。用于热毒型。

2. 药膳复方

野菊花菠菜汤：菠菜籽9克、野菊花9克，水煎服。每日2次，连服数天。

白木耳汤：白木耳30克、清茶6克、冰糖50克，共入锅中，加水煎汤。吃木耳喝汤，每日1剂，连服数天。

马齿苋黄花菜汤：马齿苋30克、黄花菜30克，加水煎汤饮服。每日2次，连服4～5天。

羊胆蜂蜜膏：羊胆3个、蜂蜜适量，取羊胆汁加入蜂蜜内，放锅里熬成软膏服。每日2次，每次10～15克，开水冲服。

东风千里汤：东风菜15克、千里光15克，加水煎汤服。

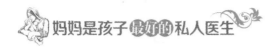

枸杞桑叶汤：鲜枸杞苗 30 克、鲜车前草 30 克、鲜桑叶 60 克，加水适量煎汤服。

地耳公英汤：地耳 15 克、蒲公英 30 克、野菊花 15 克，加水煎汤服。

孩子起了水痘怎么办

水痘又称水花、水疮、水疱，是由外感病毒引起的急性传染性疾病。患病的小儿发热，一天后皮肤分批出现丘疹疱疹、结痂。本病一年四季都有发生，但多见于冬春两季。任何年龄都可发病，但以 1～4 岁小儿为多见。本病传染性强，容易成流行。愈后一般良好，皮肤不留瘢痕。患病后可获终身免疫。正在接受肾上腺皮质激素或免疫抑制剂治疗的患儿，如罹患此病症状严重，甚至可危及生命。

一、孩子起水痘的典型表现

水痘起病急，常有发热，伴全身不适，在发病当日或第二日开始出现皮疹，初起为一批小的红色斑疹或斑丘疹，数小时后变为椭圆形水滴状的小水疱，周围有红晕，疱疹持续 3～4 日逐渐干缩，最后结痂，脱痂后不留瘢痕。出现皮疹的部位以躯干、头皮、面部和腰部皮肤为多，四肢稀少。有时黏膜也出现皮疹，如口腔黏膜、咽结合膜、外阴部黏膜等。出疹时，小儿常常低热，精神萎靡，食欲不振。

　　按中医辨证，本病分轻、重两个证型：轻证发热轻微，或无发热，鼻塞流涕，伴有喷嚏及咳嗽，1~2日皮肤出疹，疹色红润，疱浆清亮，根盘红晕不明显，点粒稀疏，此起彼伏，以躯干为多，是邪犯;肺卫证。重证可见高热不退，烦躁不安，口渴欲饮，面红目赤，水痘分布较密，根盘红晕显著，疹色紫暗，疱浆混浊，大便干结，小便黄赤，是毒炽气营证。

二、孩子患水痘，妈妈怎么做

　　1. 隔离患儿：对可疑或确诊为水痘的患者应进行隔离。其中上学或入托的小儿，一般可在家中隔离，家中如有其他未患过的水痘的小孩儿，应另择居住处或不与患者同住一房间。隔离应持续到全部疱疹干燥结痂时为止。

　　2. 避免用手抓破痘疹：特别注意不要抓破面部痘疹，以免疱疹被抓破化脓感染，若病变损伤较深，有可能留下疤痕。为了防止这一情况发生，要把孩子的指甲剪短，保持双手清洁。可缝制一副毛边向外的手套，或者用纱布包裹他的手部。

　　3. 止痒：止痒是最让康复中的儿童感觉舒服的，下面是止痒的几种方法：（1）衣被不宜过多过厚过紧，太热了出汗会使皮疹发痒。（2）洗澡水中放入4大汤匙碳酸氢钠苏打粉，每三至四个小时洗一次澡。（3）旧袜子或者枕套里放些干燥燕麦，泡到澡盆里，过十分钟用这个水给宝宝洗澡能够起到很好的止痒效果。（4）清洁皮肤后，在长水痘的局部使用含0.25%冰片的芦甘石洗剂涂抹。

4. 注意消毒与清洁：对接触水痘疱疹液的衣服、被褥、毛巾、敷料、玩具、餐具等，根据情况分别采取洗、晒、烫、煮、烧消毒，且不与健康人共用。同时还要勤换衣被，保持皮肤清洁。

5. 注意病情变化：个别水痘宝宝可合并发生肺炎、脑炎，如发现出疹后持续高热不退、咳喘，或呕吐、头痛、烦躁不安或嗜睡，惊厥时应及时送到医院。

6. 定时开窗：空气流通也有杀灭空气中病毒的作用。但房间通风时要注意防止患儿受凉。房间尽可能让阳光照射，打开玻璃窗（玻璃可阻挡杀灭病毒的紫外线）。

7. 物理退烧：水痘如有发烧情形，最好是以冰枕、毛巾、多喝水等物理退烧法。一般不使用退烧药。

8. 如果一直高烧不退或者患儿有头晕、呕吐等其他症状应及时就医。

孩子沙眼要警惕，严重可致盲

沙眼是少年儿童常见的慢性传染性眼病。全世界约有4.5亿沙眼患者，约占世界人口的1/10。由沙眼致盲的估计有200~500万人。沙眼主要流行在一些经济文化比较落后、生活卫生条件较差的国家和地区。我国新中国成立前沙眼患病率很高，城市约为40~60%，农村约为60%~80%，同时期盲人中有1/4~1/3是由沙眼造成的。新中国成立后全国多次开展了沙眼普查普治工作，加之生活物质水平提高，沙眼患病率有了明显的下降。当前在大城市的中小学校学生中沙眼患病率已降到10%左右，郊区约为20%。沙眼的病原体具有与病毒不同的分子生物学特征，称为沙眼衣原体。

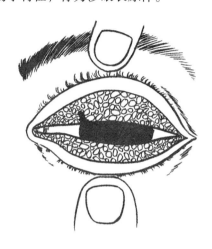

一、儿童是沙眼的易发人群

1. 什么是沙眼？

沙眼是由一种极微小的病原微生物——沙眼衣原体引起的眼病。人的上、下眼皮在医学上被称为眼睑，眼睑里面是一层光滑柔软的结膜，结膜是沙眼的发源地。

沙眼病变早期可发生在上、下睑结膜面的内、外角处和眼睑及眼球的交界部分，严重的可波及全部睑结膜，表现为充血，血管模糊，有大小不等的混浊的滤泡。得了沙眼就会觉得眼睛发痒，有烧灼感、流眼泪等，这个时候会有很强的传染性，一定要注意隔离。

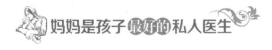

2. 沙眼的传播渠道

沙眼主要通过接触传染。凡是被沙眼衣原体污染了的手、毛巾、手帕、脸盆、水及其他公用物品都可以传播沙眼。儿童沙眼大多由父母或其他家庭成员传染。有资料表明，在同一农村中，无沙眼母亲的子女沙眼患病率为37.7%；而有沙眼母亲的子女，其沙眼患病率高达82.5%。据广东省人民医院调查，7岁以下儿童沙眼患病率与其父母沙眼患病率有密切关系。

二、儿童患沙眼有哪些表现

沙眼是由沙眼衣原体引起的、同时累及角膜的慢性传染性结膜炎症，偶尔也可急性发作，然后进入慢性的临床过程。

轻度沙眼，患者仅有发痒、异物感及少量分泌物。重症沙眼特别是角膜受累或有其他并发症时，则出现畏光、流泪、疼痛等刺激症状；视力减退情况，常与角膜受累程度有关。

沙眼的体征表现为：①结膜充血、肥厚、正常透明性消失；②乳头肥大，结膜面粗糙；③滤泡增殖；④角膜血管翳：即在角膜上缘出现新生血管向角膜内伸入，由上向下发展如垂帘状，严重时可侵犯全角膜；⑤瘢痕形成：随着炎症吸收，结缔组织增生，睑结膜则完全被瘢痕所代替。

沙眼的并发症有：急性结膜炎、慢性泪囊炎和泪道阻塞、沙眼性角膜炎及角膜溃疡。后遗症有：倒睫及睑内翻，角膜混浊，睑球粘连等。

三、如何预防孩子沙眼？

1. 预防沙眼要做好卫生宣传工作：

①保教人员或幼儿家里其他成员有沙眼应积极治疗，以防传播感染。患者在家里应独立使用卫生用品。

②利用卫生宣传栏、卫生讲座等形式，让全体保教人员、家长及幼儿了解沙眼的危害性。

③外出时，公共场所如理发店、旅馆、招待所、饭店等服务业的洁具要慎用。

沙眼的病程比较长，可数月或数年，治疗起来比较顽固而且治疗不彻底容易复发。幼儿患有沙眼，只要家里积极配合，坚持治疗，治愈沙眼并不困难。

常用的抗生素有：

15～30%磺胺醋酰钠滴眼液。每日3～5次，每次1～2滴，滴入眼睑。

0.5%金霉素眼药膏，每日3次，涂于睑内。

2.5%氯霉素眼药水。每日3～5次，每次1～2滴，滴入眼睑内。

2.5%四环素可的松眼膏，每日3次。

2. 预防幼儿沙眼要注意个人卫生：

①进行用眼卫生教育，养成良好的卫生习惯，经常督促检查。

②勤洗手，不随便用手揉擦眼睛。

③不要随意使用其他小朋友的手巾、手帕、脸盆等物品。

④勤更衣，每天换一条干净手帕。

3. 预防幼儿沙眼要防止交叉感染：

①对已发现沙眼的幼儿应及时地治疗，患儿的毛巾、脸盆、被褥专人使用。

②毛巾、擦手巾、手帕、汗巾等，做到一具一用一清洁一消毒。

③被褥定时清洗、翻晒，预防沙眼。

孩子有鹅口疮怎么处理

一、鹅口疮是什么

鹅口疮是儿童口腔的一种常见疾病，它有很多又名，例如：雪口病白念菌病，鹅口、鹅口疳、鹅口白疮等，这种疾病因为常常在口腔里发生白色的假膜，有时这种假膜白得像一片雪一样。所以它又称为雪口病，常多见于婴幼儿。

本病是白色念珠菌感染所引起的，表现为在黏膜表面形成白色斑膜。这种真菌有时也可在口腔中找到。当婴儿营养不良、口腔不清洁或身体衰弱时可以发病，亦可发生在体弱的成年人中。新生儿多由产道感染，或因哺乳奶头不洁或喂养者手指的污染传播。

宝宝患了鹅口疮通常会感到口腔不适，有时会感到疼痛，多半宝宝会因此减少吃奶；鹅口疮还会造成宝宝吃奶时呼吸量不够，使宝宝营养摄入不够，出现营养缺乏症。

二、孩子得了鹅口疮的表现

任何年龄都可出现鹅口疮，但2岁以内的婴幼儿最多见。

1. 口腔黏膜出现乳白色微高起斑膜，周围无炎症反应，形似奶块儿、无痛，擦去斑膜后，可见下方不出血的红色创面斑膜面积大小不等，可出现在舌、颊腭或唇内黏膜上。

2. 好发于颊舌、软腭及口唇部的黏膜，白色的斑块不易用棉棒或湿纱布擦掉。

3. 在感染轻微时除非仔细检查口腔，否则不易发现，没有明显痛感或仅有进食时有痛苦表情。严重时宝宝会因疼痛而烦躁不安、胃口不佳啼哭、哺乳困难，有时伴有轻度发热。

4. 受损的黏膜治疗不及时可不断扩大蔓延到咽部、扁桃体、牙龈等，更为严重者病变可蔓延至食道、支气管，引起念珠菌性食道炎或肺念珠菌病。出现呼吸、吞咽困难，少数可并发慢性黏膜。皮肤念珠菌病可影响终身免疫功能，甚至可继发其他细菌感染，造成败血症。

三、孩子得鹅口疮的原因

雪口病是由白色念珠菌所引起的，白色念珠菌就是许多微生物中的一种，但白色念珠球菌在健康婴幼儿的口腔里也常可发现，但并不致病。其是否发病主要取决于机体的适应性和抵抗力，因此该病常见于口腔不净、营养缺乏的婴幼儿。

1. 母亲阴道有真菌感染，婴儿出生时通过产道，接触母体的分泌物而感染。

2. 奶瓶奶嘴消毒不彻底，母乳喂养时，妈妈的奶头不清洁都可以是感染的来源。

3. 接触感染念珠菌的食物、衣物和玩具。另外，婴幼儿在6~7个月时开始长牙，此时牙床可能有轻度胀痛感，婴幼儿便爱咬手指，咬玩具这样就易把细菌、真菌带入口腔，引起感染。

4. 在幼儿园过集体生活，有时因交叉感染可患鹅口疮。

5. 长期服用抗生素或不适当应用激素治疗，造成体内菌群失调，真菌乘虚而入并大量繁殖，引起鹅口疮。

四、鹅口疮如何治疗

1. 用药治疗

（1）局部用药

局部用药鹅口疮比较容易治疗，可用制真菌素研成末与鱼肝油滴剂调匀，涂搽在创面上，每4小时用药一次，疗效显著。

（2）全身用药

症状严重的宝宝可口服一些抗真菌的药物，如制真菌素或克霉唑等，进行综合治疗。

用棉签蘸些制真菌素溶液（每10毫升冷开水中含20万单位制真菌素）涂在口腔患处，或用1%龙胆紫涂口腔；或用2%~3%碳酸氢钠（小苏打）溶液洗口腔；或涂些冰硼散或硼砂甘油。以上药物每天可涂3~4次。

吃奶后用1%龙胆紫溶液滴于新生儿的舌下，让其舌头活动而转涂到整个口腔。一般每日滴2~3次，同时补充复合维生素 B 和维生素 C，每日二次，每次各一片，压碎成粉，加水溶解后喂服。

（3）妈妈饮食

哺乳妈妈的饮食清淡，忌辛辣、酒类刺激性食品。一次喂乳不宜过饱，便秘者可喂服青菜汤。小儿奶瓶、奶头、餐具应经常清洗消毒。

2. 按摩治疗

（1）清天河水 300 次，退六腑 300 次。

（2）清肝经 300 次，清心经 300 次，揉小天心 50 次。

（3）患儿俯卧，家长以手掌蘸少许麻油，沿脊柱两侧以小鱼际着力上下推擦背、腰部，以热为度。

（4）清胃经 50 次，揉板门 50 次，然后，从横纹推向板门 20 次。

（5）按揉大椎穴 1 分钟。

五、如何预防小儿鹅口疮

新生儿鹅口疮是可以预防的，平时只要注意口腔护理，每次喂奶后再喂几口温开水，可冲去留在口腔内的奶汁，这样真菌就不会生长了，此外，每次喂奶前，先将奶头揩净，双手也要洗干净。新生儿所用食具，应煮沸消毒后才可使用。

1. 产妇有阴道真菌病的要积极治疗，切断传染途径。

2. 婴幼儿进食的餐具清洗干净后再蒸 10 ~ 15 分钟。

3. 哺乳期的母亲在喂奶前应用温水清洗乳晕；而且应经常洗澡、换内衣、剪指甲，每次抱孩子时要先洗手。

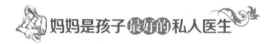

4. 对于婴幼儿的被褥和玩具要定期拆洗、晾晒；宝宝的洗漱用具尽量和家长的分开，并定期消毒。

5. 幼儿应经常性地进行一些户外活动，以增加机体的抵抗力。

6. 在幼儿园过集体生活的婴幼儿，用具一定要分开，不可混用。

7. 应在医生的指导下使用抗生素。

第三章 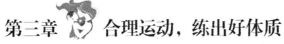 合理运动，练出好体质

　　很多妈妈虽然非常重视自己孩子的健康，但侧重点还是放在饮食和营养品上,而往往忽视增强孩子抗病能力的最佳方法——运动。要知道,多做运动可以增强孩子的体质,让他有一个健康的好身体。

体育锻炼对孩子有何好处

1. 增加孩子身高。体育锻炼能增强孩子身体各器官系统的功能，使孩子体格健壮。孩子能够长高，是由于全身骨骼的生长，尤其是长骨的生长，因为长骨两端的骺软骨部分是骨的生长点。由于体育运动，改善了血液循环，骨组织得到了更多

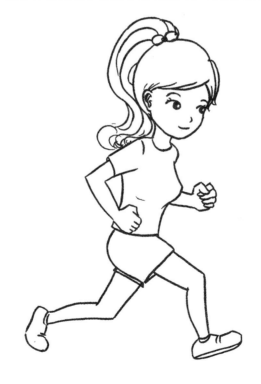

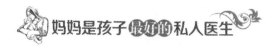

的营养，同时，运动对骨骼起着一种机械刺激作用。所以，能促使骨骼生长加速，使孩子身高随之有所增长。前苏联、德国等国家的婴儿游泳开展较广泛，那些地方的生理医学专家研究表明，婴儿参加游泳，身体增长速度比一般孩子快。

2. 能够让孩子血液循环加快，新陈代谢加强，心肌发达，收缩力加强。孩子在锻炼过程中，肌肉活动需要消耗大量的氧气和排出更多的二氧化碳，于是呼吸器官需要加倍工作，久而久之，胸廓活动范围扩大，肺活量提高，肺内每分通气量（即每分钟的通气量）加大，增强了呼吸器官的功能，对防止呼吸道常见病有良好的作用。

3. 运动可使孩子胃肠蠕动增加，胃肠消化能力增强，食欲增加，营养吸收完全，使孩子发育更好。在生活中，那些厌食、拒食的孩子更需要运动。

4. 可以锻炼孩子四肢，增加肌肉力量，使肌肉逐渐变得丰满起来。如果在小儿各项动作发展之前加强腹肌、腰肌、背肌、四肢支撑力，及加强下肢肌肉力量的锻炼和进行一些条件反射的训练，使小儿通过这些触觉刺激和肌肉训练，在脑中枢建立联系，就可使小儿的动作变得灵敏，肌肉变得发达。

5. 能促进神经系统的发育。锻炼时，机体各部分的协调运动都是在神经系统统一控制和调节下进行的，因此，在进行体格锻炼的同时，神经系统本身也经受锻炼和提高。如各种体操，可使婴儿从无秩序的动作，逐步形成和发展为分化的、有目的的、协调的动作，这是对神经系统良好的调节。

6. 可以预防各类疾病。孩子多进行户外运动，接受日光、空气和水的沐浴，能逐步经受外界环境变化的刺激，皮肤和呼吸道的黏膜不断受到锻炼，增强了其耐受力，大脑皮层也对冷和热的刺激形成条件反射。当自然因素发生变化时，孩子就能迅速而准确地进行反应，使身体跟外界环境保持平衡，这样就不容易感冒，也不容易中暑。

婴儿学习爬，好处多

大约在 5 ~ 6 个月的时候，孩子就为爬做准备了，他会趴在床上，依赖腹部为中心，向左右挪动身体打转转，渐渐地他会匍匐爬行，但腹部仍贴着床面，四肢不规则地划动，往往不是向前爬而是向后退。大约到了 8 ~ 9 月时，孩子就会爬了，真正会爬是用手和膝盖爬行，头颈抬起，胸腹部离开床面。

爬对婴儿来说是一项非常有益的动作，这是因为完成爬的动作需要全身许多部位的参与，包括手臂、腿脚、胸、腹、背等，还需要大脑对这些部位的肌肉运动进行协调平衡。所以说爬既能锻炼婴儿全身肌肉的力量和协调能力，又能增强小脑的平衡与反应的联系，这种联系对婴儿日后学习语言和阅读会有良好的影响。爬扩大了孩子的活动范围，还能为婴儿探索周围的环境创造条件。不然，这个年龄的孩子只能坐在一处玩，涉及的范围仅仅是身边周围很小的范围，会爬的孩子就不同了，能在一定范围内相当自由，想爬到哪儿就去哪儿，只要能爬到

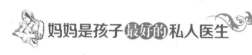

的地方，再远的玩具也能够拿到，比起不会爬的孩子就能接触到更多周围的物体，这样就能促进认知能力的发展，对他的智力发育有很大的好处。

要想孩子学会爬，就要下些功夫。在婴儿刚开始学爬，只能依赖腹部为中心做旋转运动时，妈妈可以在他的前方用一玩具逗引他，鼓励他向前爬，而爸爸用手抵着孩子的双脚给他一点儿力量，帮助他向前爬，经过一段时间的练习他就能学会用腹部贴着床面匍匐爬行。一旦他能将腹部离开床面靠手和膝来爬行时，就可以在他前方放一只滚动的皮球，让他朝着皮球慢慢地爬去，逐渐他会爬得很快。此外，要给孩子学爬辟出一块场地，可以在硬板床上，也可以在地板的地毯上，周围移去不需要的东西，任他在上面"摸爬滚打"。爬对刚学习的婴儿来说是一项很费劲的运动，注意每次训练时间不要太长，根据孩子的兴趣，花上 5～10 分钟就可以，贵在坚持。

婴幼儿跑步运动，有助成长

一、婴儿运动的好处

婴儿是世界上最厉害的"运动员"，他运动的价值，已经远远超出了运动本身的意义。尽管在和许多高等动物相比之下，人类新生儿的运动能力是那样的纤弱，但他却能在短短的一年内，从躺卧学会直立行走，完成了生命进化史上一次带有根本性的质的飞跃！这是其他动物无法相比的。

运动不仅是对宝宝体质与体能的锻炼，而且有利于良好个性的培养。无论是摸爬滚打，还是走跑跳攀，都是对宝宝的体能、毅力、胆量、自信和自控能力的考验。而有趣的体育游戏，可为独生子女们提供同伴交往的机会，促进宝宝的社会性发展。

3岁前是宝宝学会基本动作技能的敏感期，一般八个月会爬，1岁学会直立行走，1岁半左右开始学跑，两岁左右学跳、上下楼梯。要不失时机地充分利用这个敏感期，培养宝宝锻炼身体的兴趣与习惯。

二、幼儿跑步的好处表现在5方面

13～18个月是宝宝学跑的最佳时期。跑对宝宝生长发育有五大作用：

1. 使宝宝的运动速度有所提高，能够进一步参与到年龄较大的宝宝的玩耍中。

2. 使宝宝增强四肢肌肉及腰腹肌肉的力量，身体的爆发力也进一步增强。

3. 可促进宝宝的空间智能进一步发展。

4. 刺激宝宝的前庭平衡，促进感觉综合功能发展和平衡能力的提高。

5. 是宝宝智能发展的标志之一。

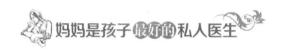

三、宝宝学跑步时的几个小步骤

1岁半左右的宝宝，当他行走加快时，就开始学跑了。开始时他还跑不稳，不会自动停下来，2岁时，他就可以连续平衡地跑5～6米了。让宝宝学跑时可以分成几个小步骤：

1. 牵手跑：你和宝宝面对面，牵着他的两只手，你向后慢慢退着跑；然后只牵着他的一只手退着跑；最后你从侧面牵着他的一只手，用一只皮球向前滚，你们一起追皮球。练跑时你不要用力握宝宝的手，而应尽量让他自己掌握平衡，以防你用力不均使宝宝前臂关节脱臼。

2. 放手跑：宝宝向前跑时，你在他前方半米远退着慢跑，以防他头重脚轻前倾时摔倒。

3. 自动停稳跑：宝宝跑时能自动放慢脚步平稳地停下来，才算学会了跑。你可以在宝宝跑时用口令"一、二、三、停"，使他学会渐渐将身体伸直、步子放慢而平稳地停下来。

四、宝宝跑步后呕吐的原因

跑步是全身的运动，嬉戏也是精神亢奋的活动，幼儿心肺的耐力原本就不是很好，而跑步和嬉戏又会使孩子的呼吸加速，这样就很容易产生呕吐。

吸气和呼气时，薄薄的腹腔都会受到压迫，从而也会压迫到胃部。因为宝宝的胃部功能还没有发育完全，所以很容易将内容物向外挤压。

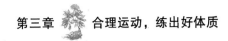

另外，幼儿食道和胃部间的结构界限不明显，本身就容易呕吐。因此，宝宝在跑步后或是嬉戏后会有呕吐现象。

五、妈妈教宝宝学跑步时的注意事项

妈妈在教宝宝学跑的时候，应该遵循以下的一些小原则：

1. 宝宝起初尝试跑时不要因为怕他摔倒而制止他，应该多给予鼓励。

2. 为宝宝穿合脚舒适的鞋，外出让宝宝独自走或跑时，尽量选择相对柔软的场地。

3. 不要以为平坦的地方对宝宝来说是最好的选择，有一些自然坡度和不十分平坦的小草坡更是增强宝宝感统及奔跑运动发展的好环境。

4. 宝宝练习跑时，要注意环境是否防滑，周围要无尖锐物。

5. 冬天在户外活动时，要为宝宝穿大小合适的外衣，以免影响宝宝运动。

6. 可以利用风车或拖拉玩具等来增强宝宝跑的趣味性。

六、指导宝宝在跑步时学会自我保护

1. 要求宝宝跑步时注意安全，不要在马路边或人多的地方跑。跑步时眼睛要向前看，注意突然出现的车辆。人多的地方也不宜跑步，以免互相碰撞。应该避开土堆和碎石子、沙滩等，以免跌伤。

2. 要学会对自己身体的保护。成人可以跟孩子谈谈人类

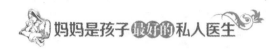

的生理结构和特点，教给他们一些卫生常识及跑步的技能技巧，逐步让他们学会避让，躲闪；教孩子跑步的正确姿势及怎样呼吸，告诉孩子不要张口呼吸及其危害性。

3. 教会孩子跑步时学会控制自己跑步的速度和时间。孩子自控能力和时间概念较差，成人可先带着孩子一起跑，并让孩子掌握跑步的速度。当速度控制恰当以后，时间可用跑步的距离来制定，如用同一种速度跑 3 分钟，即几圈。孩子掌握跑步的速度和时间以后，那么在以后跑步的过程中就不会发生呼吸困难等现象，这也是对孩子最有效的自我保护。

十种适合幼儿"玩"的运动

运动对孩子的成长十分有益，这是每个妈妈都知道的事。运动的方式有很多种，它不分室内室外，也不一定要有运动的器材的辅助。平时，有许多简易的动作就能让幼儿适当地运动，不用借助外物就能够达到锻炼的目的，妈妈们，不妨试一试！

当妈妈的都知道，幼儿平日的生活世界很简单，除了吃饭，睡觉，另外的一项就是运动了，这三项彼此交替、昼夜上演。其中，运动会随着幼儿月龄的增加，出现的频率越来越高，活动量也越来越惊人！

合理运动的好处在于促进神经、肌肉以及骨骼的生长；对自我身体形象的建立，及对外在环境的认识均有所助益。幼儿的动作如果发展得好，可以保护自己不会东一下跌倒，西一下撞倒，还可以控制环境、超越障碍，避免许多潜在的危险，像跨过水沟、越过高地等等。

幼儿从事运动不一定要在户外进行，也未必借助其他道具器材，在平日居家生活当中，一些不经意的随手动作就是最简便的运动动作，因此，父母不妨一起参与，这样既能锻炼到宝宝，又能成为最佳的亲子休闲！

在此提醒各位父母，在展开徒手运动之前，请先注意四周环境是否有尖锐、棱角突出的家具物品，确保安全为重；其次，在幼儿的穿着方面，以吸汗、舒适为原则。如果担心幼儿在激烈运动之间滑倒，可以事先替幼儿穿上脚底板附有塑胶颗粒状的止滑袜。运动后别忘了喝点水，以补充流失的水分，或是换下汗流浃背的衣衫，免得受凉。

那么，幼儿可以做什么样的运动呢？

1. 攀爬家具。从地上平面爬行，进展到爬上椅子，是建立立体空间高度概念的最佳练习机会，亦可强化手部和腿部的肌力。在攀爬时如撞到亦无妨，从经验中幼儿可以学到如何避免危险的自保本领。

2. 上下楼梯。幼儿的高度概念是先在视觉上习惯后，再从动作中经历真正的高度感受。双脚同上或是同下一个阶梯，进步至一脚一级都是对腿肌进行更高阶段的训练，并使高度判断力更加清晰明确。

3. 人体滑梯。加速度与高度的变化，能够让幼儿感觉新奇有趣，乐此不疲。但如果在做这种运动时，幼儿缺乏安全感，那么，可以面朝父母，让父母扶住幼儿的手臂后再让他溜

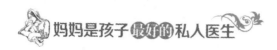

下，较大一些的幼儿便可自行上下。

4. 触探身体。走在平坦的硬地板不稀奇，踏在不平且柔软的人体才过瘾！不仅增加脚底的触探刺激，父母还可以和宝宝说话，吸引其注意力。

5. 金鸡独立。金鸡独立为前庭系统抗地心引力的平衡表现，不过孩子一人单脚站立没有意思，不如亲子一起来比赛，看看谁维持最久！如果幼儿已具备数数能力，不妨和孩子一块儿数：一、二、三……

6. 双脚跳跃。每一次的跳跃都是腿肌展现屈伸爆发力的时刻，从屈身半蹲到一跃而起，动作从夸张到优雅。顺便观察其平衡感如何，是东倒西歪、容易跌倒、还是"弹簧超人"越跳越高。

7. 翻筋斗。1岁多的孩子会试着弯下腰身，从两腿间探看世界，这时可顺手抓住其大腿和腰部，协助完成被动式的翻滚。翻滚斗可训练宝宝的平衡感，并使手脚力量更强劲。

8. 奔跳抢宝。跑是训练爆发力的速度活动，但在求快速之余，亦得留心自身安全，观察孩子对障碍物的避免反应，建议可用"抢宝藏"方式提高孩子的参与兴趣。

9. 吊单杠。吊单杠可训练孩子手部的抓握能力，并且强化臂肌，满足人类回归原始自然的攀爬方式，同时考验父母的手臂是否足以支撑小朋友的重量。

10. 摇摆舞。在家里，妈妈可以选择播放一些节奏明快的童谣，幼儿对节奏也是有感知的，他们会随着音乐自由摇摆，简单的几个动作，摆摆手、扭扭腰或转个圈，都会带给他们很大的乐趣。

夏季合理安排幼儿运动

我国传统中医认为"人的身体要顺应自然环境、季节气候的变化"，那么在开展体育运动时，也要根据环境、气候的变化进行相应调整。夏季万物生机活跃，人体新陈代谢旺盛，是幼儿生长发育的良好时机，妈妈合理安排运动时间、运动项目及运动负荷将更利于幼儿的健康成长。

合理安排运动时间。夏季炎热高温，紫外线较强，过长时间被紫外线辐射不仅会烧伤皮肤，还会容易使皮肤老化甚至使患皮肤癌、白内障的危险加倍。此外，幼儿体温调节功能尚未发育完善，当气温高、无风、汗蒸发困难、体内热量积蓄过多时容易中暑。所以，在确保孩子足量运动时间的同时，要合理安排运动时间。

上午 10 点到下午 4 点这段时间紫外线最强，幼儿的运动时间尽量安排在晨间锻炼和上午。中午的餐后活动及下午的活动时间要选择在阴凉的地方进行，每次锻炼时间不宜过长，根据年龄段的不同一般以 15～30 分钟为宜，以免出汗过多，体温上升过高而引起中暑。

因地制宜地开展适宜的运动项目。为了保证幼儿科学充足的运动时间，妈妈们既要充分利用家中的资源，也要善于挖掘家外的各种资源。在高温时段，如果要开展体育运动，尽量选择室内有降温措施的场所，室外要选择阴凉的地方，运动项目

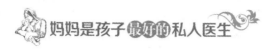

要选择运动量适宜且对场地要求不高的游戏，比如，可以利用家中的桌椅进行创设活动，也可以开展其他锻炼，走、爬、钻、跳、平衡等项目的活动都不错。

大力提倡夏季开展游泳运动。对幼儿来说，夏季锻炼最好的项目莫过于游泳。夏日游泳不仅能祛暑消夏，更有强健体魄、愉悦身心、塑造人格之功效。很多有经验的妈妈都知道游泳运动的好处，也十分喜欢在夏季带着自己的孩子开展游泳运动。

在运动前，幼儿要穿着宽松、透气、吸汗的衣服；运动后不宜立即大量饮水，尤其是凉水，夏季锻炼出汗多，此时大量饮水，会给血液循环系统、消化系统，特别是心脏增加负担。同时，饮水会使出汗更多，致使身体盐分进一步丧失，还会引起痉挛、抽筋等症状。锻炼后不宜立即用冷水洗头。锻炼后皮肤毛细血管会大量扩张以利于身体散热，突然过冷的刺激会使体表已开放的毛孔突然关闭，体温调节失控，从而导致疾病的发生。最常见的就是在冷水刺激下会头痛、感冒等。

此外，紫外线能促进儿童体内维生素 D 的合成，加速骨骼钙化，血钙大量沉淀于骨骼，会造成血钙下降，神经肌肉兴奋性增高。此时如果儿童从食物中摄入的钙质不足，或不能及时补充钙质，极易导致低钙性惊厥症，出现双眼上翻、面肌颤动、肢体抽搐甚至大小便失禁等症状。因此，运动后还要及时让儿童多吃些含钙丰富的食物。

夏季虽然闷热，但别因为这样，就让孩子整日闷在家里，适当去做一些运动，会更有利于孩子的健康成长。因此，妈妈们要在夏季中，为自己的孩子备好"运动功课"。

学会游泳，健康成长

儿童游泳现在已经成为一种常见的儿童运动了，在俄罗斯，儿童游泳作为早期保健和锻炼的手段已有 20 多年的历史。在此期间，对儿童游泳具体采取何种方法实施存在不同的看法，但该手段的有效性却是一致公认的。德国科隆的"绅士运动联合会"举办的一项研究，对在 3 个月甚至更早开始游泳的 4~6 岁儿童进行了测试。这组儿童与其他两组儿童进行了对照，其中一组参加过体操的训练，另一组为没有参加过任何身体训练的控制群体。测试的结果显示，长期游泳的儿童要比其他两组儿童有更为出色的表现。

他们的出色表现，体现在以下几个方面：

1. 游泳的孩子更加健康，并且对儿童疾病（包括感冒在内）的抵抗力更强。

2. 游泳的孩子具备更好的协调和平衡力，帮助他们更熟练地完成运动技巧。

3. 游泳的孩子具备更好的与他人合作的社交能力，能够更快地融入到小组里，能够轻易地克服同伴带来的失望情绪。

4. 游泳的孩子很乐观自信，例如，在面对诸如学习新技巧的新情况时，能够更快地适应并调整好心理状态。

5. 游泳的孩子更加聪明，并且做事情注意力变得更为集中。

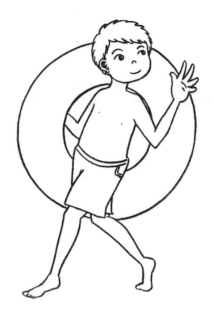

　　适当地游泳可以带给孩子强健的体魄、良好的身体协调性和情感的健康发展。即便是最小的婴儿也知道当他们在水中跳跃时是在做些很特别的事情，而且他们非常乐意这样做。精神健康实质上不就是能够为自己的成绩感到自豪和对自己的能力认可吗？

　　研究发现：儿童游泳的复杂动作，是在大脑的支配下完成的。游泳锻炼可以提高大脑的功能，促进大脑对外界环境的反应能力和智力发育。

　　游泳时，身体在水中呈水平状态，四肢关节和脊柱在运动中不会受到来自地面的反作用力的直接冲击。这样不仅不易损伤，而且有利于骨骼系统的灵活性和柔韧性，更好地促进骨骼的生长发育，纠正不良姿势。

　　游泳时，由于水的浮力作用，减弱了重力对血液循环的影响，为心脏的工作提供了有利的条件；而水波对皮肤的拍击，又能对外周血管起到按摩作用。因此，通过游泳可以使心脏得到更好的锻炼。

游泳时，水对胸廓的压力使得肺活量增加，对胸廓的发育有良好的作用。

水的导热性比空气大。人在水中活动比在陆地上活动消耗能量多。为了补偿，就要求消化系统加强消化、吸收功能，来摄取大量的养分，以满足需要。这无疑对促进婴幼儿的生长有益。

经常参加游泳的婴幼儿，由于从小就在水的环境中活动，因此极少伤风感冒。日本儿童游泳科研工作者的研究证实，不游泳的婴幼儿比起练游泳的婴幼儿发病率要高 3~4 倍。另外，游泳可兼收日光浴之益，有利于婴幼儿骨骼钙化，防止佝偻病。

一、妈妈教孩子学游泳的步骤：

1. 可以先让孩子在浅水里练习走动，走圆圈儿，走曲线，向前走，向后退，也可以在水里做各种动作。

要逐渐学会在水中呼气。先练憋气，把头浸在水中憋足气，睁开眼睛，看池里的东西或数自己的手指头。然后吸足气，头没入水中，用嘴和鼻子吐气，吹泡泡玩儿。学好呼气很重要，这是关键。

学习蛙泳腿部动作和手部动作，可以先在岸上做蛙泳的模仿动作，在石阶上学蛙游腿的模仿动作，这两个动作平时在家里也可以学。

2. 然后下水做一个漂浮的动作，蛙泳的蹬腿练习或站在水中做蛙泳的手部动作，使婴儿知道蛙泳的手和腿是怎么活动的。

拴绳游泳，妈妈用一条绳子或带子拴住婴儿腰部，另一头爸爸握住，让婴儿在水中做蛙泳动作。反复练习多次以后家长放松绳子，孩子就可以学会了。

教宝宝学游泳并不难，只要妈妈教的得法，一般几次就可以学会了。学会后，宝宝的活动量一定要掌握好。

四类球类游戏，有助孩子成长

在这个世上，大多数的孩子都玩过这样一种玩具——球。别看这"球"普普通通，多玩球可是有很多好处的，它不仅能训练孩子的手腕力量，而且还可以训练孩子手控制方向的能力，增强孩子的快速反应能力。同时，球的反弹性，使孩子对事物运动方向的改变产生思考和认识，会提高了孩子预测运动方向的能力。

小孩子对球类活动的青睐，一出生就有。在婴儿时期，母亲常常会用各种球形玩具引导孩子；刚刚学走路，大人们会在孩子面前放一个球，不管是塑料的，还是胶皮的，孩子会们总是不由自主地用小脚去碰、去踢。一种向往，一种追求，从小就已经萌发了。儿童时期是长身体、长知识的黄金时期。他们好动、好强，积极向上，追求新奇；他们喜欢变幻莫测、趣味横生的运动；他们极力想在竞争中找到自己的位置。而球类运动正是符合了他们的生理、心理特点。孩子们在激烈的比赛中，在群体活动的对抗中，能够充分展现自己的才能。

球类运动不仅能满足孩子们的兴趣，并且能锻炼他们敏捷的身手。人体的肌肉活动由"指挥部"——大脑皮层来指挥，要想身手敏捷，就需要指挥部发布命令迅速及时、准确无误。而指挥部所发布的命令又要根据人体的各"边防哨所"——感受器，迅速报告周围环境的情况。打球时，球体高速运动，场上队员位置和战术配合的迅速变化，就要求人体各感受器把这些情况迅速、准确地报告大脑皮层，以便不失时机地做出反应。经常打球，参加体育锻炼，人体的指挥部及各感受器的机能就会得到提高。实验证明：乒乓球运动员从见到光至做出反应仅需要 1/10 秒甚至更短的时间，足球运动员也只需不到 1/5 秒的时间。球类运动使人越来越灵敏，它的效果是显而易见的。

球类运动，绝大多数是集体项目，这是对少年儿童产生诱惑力的又一个重要因素。球类运动还能在千变万化的战术配合中，互相取长补短，交流思想，培养集体主义荣誉感，增进小伙伴之间的友谊。这就是为什么球队里的孩子们的友情比一般孩子间的友情深厚的原因。

孩子在完成独立行走以后，随之就是高级的运动技巧的发育和形成，比如跳跃、模仿肢体动作、接球、跳绳等。孩子运动能力的提高和培养，需要妈妈结合孩子的生理特征来制订一套符合孩子发育特点的、科学的训练计划。

下面，给妈妈看一些适合孩子成长中玩的球类游戏。

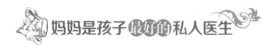

（1）接抛来的球

和孩子相距一定的距离，轻轻地把球抛给孩子，鼓励孩子接住。这个动作较难，刚开始的时候，您可以拉着孩子两只手帮助孩子接住球，让孩子有成就感，激发游戏兴趣。多次练习以后再鼓励孩子独立完成。您和孩子间的抛球距离要根据孩子的完成情况适当地调整。

好处：训练孩子手眼协调性和快速反应能力。

（2）接反弹过来的球

在第一步游戏训练的基础上，可以先把球在地上反弹一下，再要求孩子接住。和上个游戏一样，您首先要帮助孩子完成，然后再引导他自己完成。

好处：提高孩子手眼协调性，让孩子对事物运动方向改变有一定的预测性。

（3）学原地拍球抱起

有了接反弹球的技巧，您可以教宝宝把球往下拍，然后抱住球。这对 2 岁多点的宝宝来说是比较难掌握的，您可以把动作分解开，让宝宝配合您的帮助完成。比如您拍球，让宝宝抱球，或是让宝宝拍球，您抱球。反复多次，再教孩子连起来做。接近 3 岁的宝宝基本可以掌握了。完成情况较好的宝宝就可以教他连续拍球了。

好处：训练孩子高级的连续动作运动技巧。

（4）打保龄球

用家里的废易拉罐做靶子，让孩子坐在距离靶子两米以外的距离把球滚过去击倒易拉罐。观察孩子的滚球动作是否有方向性。

好处：促进孩子的手眼协调发展，提高空间知觉能力。

弹跳运动，健身又健脑

有句话说得好："生命在于运动。"一个人想要活得健康，就得多运动。在所有运动项目中，最常见的就是一些弹跳运动。在生活中，那些喜欢弹跳运动的孩子，不仅发育良好，身体健康，而且智力也得到了提升。

对于"运动健身又健脑"的现象，有运动医学专家解释说：运动能使大脑处于最初的启动或放松状态，人的想象力会从多种思维的束缚中解脱出来，变得更加敏捷，因而更富于创造力。同时，运动还能促进脑中多种神经递质的活力，使大脑思维反应更为活跃、敏捷，并通过提高心脑功能，加快血液循环，使大脑享受到更多的氧气和养分来达到提升智力的作用。与成人相比，儿童的收益更大，奥妙在于孩子的大脑正处于发育状态，运动发挥的作用能得到更大的回报。

从运动医学角度来看，凡是有氧运动皆有健身、健脑作用，尤以弹跳运动为佳。

以孩子们最乐于尝试的跳绳来说，跳绳以下肢弹跳及后蹬动作为主，并带动手臂、腰部、腹部的肌群运动，促使呼吸加深加快，吸氧增多，二氧化碳排泄加速，加上绳子刺激拇指穴位，两脚心不断地被地面按摩，通过足反射区刺激大脑，思维、记忆、联想力大增。再说舞蹈，可锻炼并提升大脑对外界

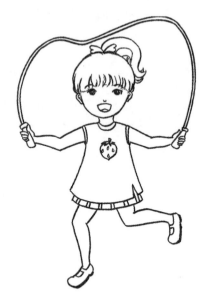

信号的敏锐度与记忆力。调查表明，坚持学习舞蹈的孩子，其文化课成绩都比较好。

同时，弹跳运动对骨骼、肌肉、肺及血液循环系统都是一种很好的锻炼，从而使孩子长得更高、更壮、更健康。此外，这种运动对人体免疫系统的重要部分——淋巴系统也很有益。这对增强孩子对多种疾病特别是感染性疾病的抵抗力，具有重要的价值。

弹跳运动之所以如此富有魔力，主要得益于弹跳过程中产生的振动。医学研究表明，人的生命与健康离不开振动。因为人体本身就是由一系列振动系统构成的，如胃有规律的收缩、肠的不停蠕动、心脏的不息搏动、肺的呼吸吐纳等。如果孩子常做弹跳运动，将这种"外源性"振动与"内源性"振动结合起来，健身与健脑的效益会更加突出。

那么，如何对孩子施行弹跳训练呢？这得根据孩子的年龄与运动能力的发育情况来定。

10 个月左右的宝宝开始尝试站立，此时家长可扶孩子站立起来，并用手托住其两侧腋窝，孩子将会借力用两脚频频跳跃。

1 岁半后，可在床上或光洁的地板上放一坐垫，让孩子站在坐垫上往下跳。

2 岁后，孩子的运动能力明显增强，可做"兔跳游戏"，即家长在前面双脚跳动作示范，孩子模仿着向前跳；或者家长两手拉着孩子的小手，让他借力向上跳，谓之拉手跳。

3 岁后，孩子完全能够独立地进行各种弹跳活动了，花样也可多起来，除了上面提到的跳绳、舞蹈外，还有踢毽子、跳橡皮筋、跳水等。家长可根据他的爱好，鼓励他选择一种或几种交叉练习，每次 10 分钟就够了。

很多妈妈可能会担心，弹跳多了会不会造成孩子脑损伤？这个就请妈妈放心，绝对不会的。因为人在弹跳时，虽然受到很大的外力冲击，并且这种冲击力确有从下肢传向脑部的趋向，但人体骨骼关节的构造十分巧妙，拥有一系列缓冲装置，完全能将这种冲击力予以缓冲、化解，保证大脑安全无恙。

所以，妈妈完全可以放心地让孩子跳，只会健身、健脑而不会损脑。当然，做一些安全防卫方面的准备也是必要的，妈妈不妨站在旁边，陪着孩子一起做弹跳运动，以避免发生意外。

第四章 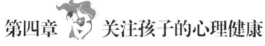 关注孩子的心理健康

　　很多妈妈总是在孩子身体健康的问题上下功夫，却经常忽略孩子的心理问题，其实，孩子的心理健康问题和身体健康问题是同样重要的。心理素质是做人的基础，因此，妈妈们在日常生活中要万分留意孩子的心理健康。

孩子有抑郁症怎么办

一、什么是儿童抑郁症

儿童抑郁症是起病于儿童或青少年期的以情绪低落为主要表现的一类精神障碍。美国研究者的调查表明：抑郁在儿童中的发病率为 0.4%～2.5%，在青少年中这一比率可能上升至 5%～10%，这与澳大利亚及意大利的研究结果一致。在 10 岁以前男女患病比例相似，以后随年龄的增加女性患病率逐渐增加，接近男女比 1：2。

二、造成孩子精神抑郁症的原因是什么

1. 遗传因素：家族遗传性因素在儿童抑郁症的发病中起一定作用，约 50% 的抑郁症儿童的父母中至少有一人曾患此症。抑郁症儿童在发病以前，个性往往比较倔强、违拗，或表现被动、无能、依赖和孤独。

2. 意外事件：某种客体如某人或某物的丧失对抑郁症的发生起着十分重要的作用：因为这个人或事物对儿童来说非常重要，以至于儿童把它看成与自己是一体的，当如此重要的人或物一旦不复存在，如父母的分离、死亡等，就会引起儿童强

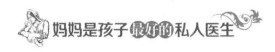

烈的矛盾情感，并由此转化为对自身的敌意感，从而导致此病的产生。

3. 认知因素：儿童的认知在形成抑郁症的过程中起着重要作用。这种看法认为，儿童早期的经历如分离、丧亲、缺乏母爱和家庭的温暖等等易造成一种消极的认知背景，一旦儿童遇到挫折时便倾向于贬低自己，产生无能、绝望的情感体验，并且对事物做歪曲和夸大的理解。消极的认知构成了本病的易感性机理。

三、抑郁症对不同年龄段有什么影响

1. 婴儿期：

在宝宝 6 个月大，与妈妈分离的时候，患儿就会不停地哭泣，容易生气，不停地寻找父母，容易退缩，对环境没有兴趣，不喜欢吃奶，体重不会增加，睡眠也减少。

2. 学龄前期：

孩子容易激惹、社交行为退缩、不愿上幼儿园、对周围事物不感兴趣、食欲下降、易生病，导致孩子生长发育迟缓。

3. 学龄期：

孩子性格孤僻、不合群，和同学关系不好、注意力不集中、记忆力减退、学习成绩不好、自我评价低，可产生消极意念或自杀行为，部分孩子还会出现攻击行为和破坏行为。

四、孩子抑郁症的表现

儿童、青少年抑郁症的识别率低，诊断难度大，临床表现

有其特点：

1. 情绪波动大，行为冲动。成年人抑郁症常见的表现如体重减轻、食欲下降、睡眠障碍、自卑和自责自罪。这些在儿童、青少年抑郁症中却不常见，相反，激惹、发脾气、离家出走、学习成绩下降和拒绝上学却十分常见。

2. 部分儿童还不能准确表达内心的感受，如愤怒和沮丧等；有些则在表达认知症状时，如绝望和自卑还存在困难。

3. 不同的年龄段各有特点：研究发现3～5岁学龄前儿童主要表现特点为明显对游戏失去兴趣，在游戏中不断有自卑、自责、自残和自杀表现；6～8岁的儿童主要有躯体化症状。如腹部疼痛、头痛、不舒服等；其他有痛哭流涕、大声喊叫、无法解释的激惹和冲动，9～12岁儿童更多出现空虚无聊、自信心低下、自责自罪、无助无望、离家出走、恐惧死亡。12～18岁青少年更多出现冲动、易激惹、行为改变、鲁莽不计后果、学习成绩下降、食欲改变和拒绝上学。

五、孩子抑郁了，妈妈怎么做?

1. 身为妈妈，在平时一定要努力地给自己的孩子创造一个愉快的环境，多让他有机会参加集体活动，这样才能增进孩子与其他小朋友的交往，丰富孩子的精神生活，开阔他的心理境界。

2. 如果是症状比较明显的抑郁症儿童，妈妈一定要带他去看心理医生，在医生的指导下，可以服用一些抗抑郁的药物。

3. 平时父母的关心也是非常关键的，要多关心他们，更要

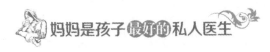

理解他们，对他们多加开导，避免那种专制的家长作风，让孩子把自己当成朋友，这样才会把自己心中的积郁倾吐出来，再想办法帮助孩子解决，使孩子满意才好。

4. 对孩子的管束不要太严厉。因为孩子渐渐长大，会有自己的思想，也比较在意自己的权利和自由，都比较喜欢在同龄人当中寻找欢乐，寻求共处。会对父母过多的干涉表示反感，所以家长们要充分认识到这一点才好。

注意事项：

让孩子能从内心深处感受到父母是他最亲近的人，是世上最疼爱他的人。这样，孩子的抑郁心境就会得到改善。

孩子有自闭症怎么办

一、什么是儿童自闭症

儿童自闭症（或称孤独症）是发生于儿童早期的一种涉及感知觉、情感、语言、思维和动作与行为等多方面的发育障碍，它不是由一般的单一原因造成的，而是来自多数原因的障碍症候群。该病男女发病率差异显著，在我国男女患病率比例为4：1。

二、儿童自闭症的危害

1. 无法与他人很好地沟通。

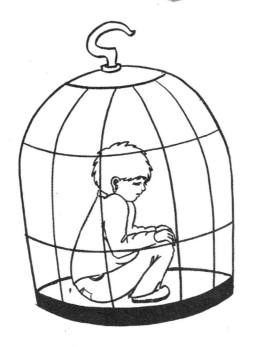

2. 智力异常：70%左右的智力落后，不过也有10%智力超常，20%智力正常。

3. 感觉异常：如痛觉迟钝、对某些声音或图像特别的恐惧或喜好等。

4. 多数患儿有多动、注意力分散、发脾气、攻击、自伤等常见行为。

5. 不能很好地注意事物的细节部分。

6. 重复刻板行为。

7. 专注力差。

8. 思考方式较简单。

9. 不能有组织及有次序地完成工作和某项任务。

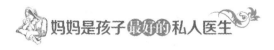

10. 有并发症发生。

三、儿童自闭症的原因

目前病因尚不清楚，国外不少研究认为，儿童孤独症的发病与遗传、家庭特征、社会心理、生理解剖、生物化学等因素可能有关。

1. 遗传学因素：研究发现，单卵孪生子的同病率高于双卵孪生子。孤独症的单卵双生子同病率为82%，双卵双生子同病率为10%。患儿家中有孤独症患者的较一般家庭中多，孤独症同胞及双亲存在类似的认知功能缺陷和特定的人格特征，这些都表明孤独症的发病存在遗传学基础。

2. 生物学因素：患儿具有围生期损害史者较正常出生婴儿多，包括先天性风疹、巨细胞病毒感染、早产、难产、产伤、窒息等。孤独症患儿发生癫痫者较多（10%～15%），脑电图多有异常。研究发现，患儿左颞叶角部扩大者较多，提示大脑中颞叶可能有病变存在。

3. 生化因素：孤独症患儿的多巴胺、5－羟色胺可增高，血浆中肾上腺素和去甲肾上腺素增高、阿片等神经递质异常，但缺乏特异性；脑组织发现小脑部位有神经细胞迁移的异常，浦肯野氏细胞数量的减少。另有研究报告：孤独症可能与大脑边缘系统、杏仁核、海马回有关。还有研究认为：孤独症与其出生后第一年内的脑生长速度过快有关。

4. 家庭因素：可能因为父母对儿童教育方法不当或因父母个性中有一种特殊形式的遗传，或二者兼有。患儿的父母文化水平大多较高，父母性格较内向，对子女冷淡和固执，家庭缺少温暖。与父母教养方式无关，而所谓一部分孤独症父母表现的冷漠和教养形式化其实表明父母可能存在轻型的类似障碍。

四、儿童自闭症的表现

本症起病年龄大多在 2～3 岁，婴儿孤独症通常在出生后第一年表现出来，不会晚于 3 岁发病，也有出生即起病者。主要临床表现如下：

1. 病态依恋某些特殊物品：孤独症患儿通常会对某些物品发生特殊的兴趣，如积木、收音机、球等，以至于达到依恋的程度。他们对这些东西爱不释手，且能在玩耍中感到满足，如将这些物品拿走，则会引起哭闹、惊慌。患儿很少参加其他儿童的游戏，一个人玩耍反而高兴，常常自得其乐。

2. 刻板重复动作：患儿常坚持重复刻板的游戏模式和生活活动模式，抵抗改变，缺乏变化和想象力，如反复给玩具排队；坐的位置不能改变；东西放的地方不能改变；生活内容的顺序必须保持原样等。顽固地保持原样不变是孤独症的重要症状之一。

3. 人际交往障碍：患儿常常感到特别孤独，与人缺乏交往，缺乏情感的联系，如新生儿被抱起时不与母亲贴身；7～8个月时被亲人或其他人抱起时反应无差异；患儿对父母的归来和离去无动于衷，没有依恋之情；对亲人和对生人一样，与生人在一起时，他们也不感到畏惧。该类患儿缺乏与人眼对眼的凝视，常常回避与人的对视，与周围人缺乏情感的交流。

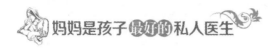

4. 语言发育障碍为本症最突出的表现之一。儿童患病后一般语言逐渐减少，严重时完全缺乏。患儿对语言的理解能力低下，常出现一些刻板、重复、模仿和代词错用（尤其是在指代自身时用"你"代替"我"）等异常语言。患儿缺乏抽象概念，且思维过程趋向强迫性、局限性和贫乏性，缺乏幻想和想象力。患儿不会运用面部表情、躯体动作、姿势及音调与他人交往。

5. 感知觉障碍：患儿对听觉、视觉刺激反应迟钝，好似"视而不见""听而不闻"。对周围环境中出现的人或其他人物似乎没有看到，对他们的讲话也不予理睬。

6. 智能障碍：孤独症患儿外貌无明显呆滞，但社会适应能力明显落后，日常生活不能自理，大多数有智力中、重度低下。极少数孤独症患儿在某一方面可显示出对音乐、计算机和机械记忆领域的特殊能力，极个别患儿可有岛状早熟或特异功能，即所谓"白痴学者"。部分患儿有癫痫发作。

7. 其他症状：有大约20%～40%的患儿在青春期前会并发癫痫。有些患者到青春期或成人早期伴发精神分裂综合征，如出现妄想、幻觉等。

五、儿童自闭症应做的检查

1. 儿童期孤独症评定量表（CARS）：由专业人员对患儿进行评估时使用，该量表共15个条目，每个条目按1～4每0.5分为一级的七级评分，1分为正常，4分为最严重，累计计算总分CARS总分≤29.5分为正常；CARS总分为30～36.5为轻－中度孤独症；CARS总分≥37分为重度孤独症。

2. 脑电图或脑地形图：脑电图检查异常率在 10% ~ 83%，由于一般脑电图的解释标准和选取的样本不同，故存在较大的差别。一般来说，导联越多，异常率越高。脑电图异常者一般为智商较低者，智商受损越明显的孤独症，出现脑电图异常和癫痫的概率也越高。但有大约 20% ~ 40% 的患儿在青春期前出现癫痫，脑电图可能未见异常。

3. CT 和 MRIMRI 检查：结果表明部分孤独症患儿的脑干总面积和脑桥总面积比一般相同年龄的儿童对照组小，小脑 VI，VII 蚓叶的正中矢状面面积比正常对照组小 19%。提示小脑发育不良，与某些孤独症的发生存在可能。

4. SPECT 单光子发射计算机体层摄影术：SPECT 可以检测脑血流情况。孤独症患儿 SPECT 检测发现，大脑血流灌注异常，阳性率达 75%。主要表现在大脑皮质，小脑和皮质下多处结构集中在皮质的额、颞叶，以左侧额叶最为常见。同时海马回局部血流灌注减少。

5. 脑干听觉诱发电位：孤独症患儿的脑干听觉诱发电位是异常的。从 I ~ V 波都有异常报道，异常率高达 20% ~ 60%。显示孤独症患儿存在听觉缺陷，脑干传导时间延长，提示脑干功能改变可能是影响孤独症症状的原因之一。脑干功能的障碍会导致向大脑传递通路的损害，这可能是造成孤独症患儿在认知，社会和语言能力等方面异常发育的原因之一。

6. 其他检查：根据需要选择做染色体分析、智力测验等检查。

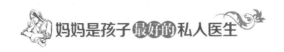

六、儿童自闭症治疗前的注意事项

1. 首先，父母对疑有孤独症倾向的儿童，应尽早去医院就诊，由专科医生（儿童神经精神、心理、保健专业）确诊，早期诊断，早期治疗是治疗成败的关键。由于孤独症儿童的年龄、临床表现、功能损害各不相同，治疗需要因人而异。治疗前由主管医生和家长一起评估儿童的基本心理功能，如语言，社交，动作行为，生活能力等发育水平，然后制订个体化，结构化，系统化的治疗方案。

2. 尽管孤独症的病因不明，但仍能进行有效的治疗和预防。主要采取综合治疗措施，包括行为治疗，教育和训练，如语言训练，社交训练，感统训练，日常生活自理训练，游戏活动等，并辅以药物治疗，但并不是每个孤独症都需要服药，目前也没有治疗孤独症的特效药。在治疗过程中，家长和治疗师要密切配合，积极参与。多教、多练、不断强化、长期坚持，患儿就可取得明显进步，病情可得到积极、有效地控制。

3. 建立亲子依恋和情感联系，妈妈应让孩子多与外界环境接触，多参加各种锻炼，让孩子与同龄儿童一起玩耍、交往和学习，使其个性和社会适应性健康发展，切勿让孩子长期过"封闭式"的生活，以免形成孤僻性格而殃及孩子终生。一旦发现孩子出现类似儿童孤独症的表现，应及时请教医生，妥善施治，并进行有关诱导训练。

七、儿童自闭症的治疗方法

（一）儿童孤独症中医治疗方法

1. 中医学认为，智力活动是属于五脏六腑之功能，肾为先天之本，主骨主髓，心为君之宫而主神明；肝为将军之宫而主谋虑，小儿先天禀赋不足或后天失养，均可导致心、肝、肾等脏腑受损，使髓海不充，神智衰弱，谋虑失常，而产生智力低下病症。

2. 使用中医点穴方法治疗孤独症儿童，选用特定的启智区、神智区、益智区、聪智区等点之，以健脑益智，开窍宁神，调和任督两脉；在四肢及背部的 8 条刺激线和特定穴位等点之，以起到醒脑开窍，壮肾开元，益气补脾，充盈精血之功效；再辅以配穴点之，以调肝健脑，平肝息风，化痰开窍。从而，调整五脏六腑的经气，改变脏腑虚实状态，促进大脑细胞发育，提高儿童智力。现代医学认为，刺激某些穴位可改善大脑皮质的微循环，使大脑组织血流量增加，改善脑组织的营养物质及氧气供应量，促进代调产物的排泄，因此，点穴治疗对智力低下有明显改善作用。

3. 心理学认为，通过刺激体表穴位，让孩子感到接触舒适，产生肌肤之情，这样孩子容易产生安全感，施术者容易与孩子建立融洽关系，有利于促进孩子的社会交往。

（二）儿童孤独症中医治疗方法目前主要采取特殊教育和行为干预疗法。

1. 治疗目的

（1）纠正异常行为，如刻板动作等。

（2）促进患儿正常行为的发育，训练相应年龄阶段的行为。

（3）帮助家庭学会如何教育和训练孤独患儿。

2. 药物治疗

（1）氟哌啶醇：可以减少行为症状，如烦躁不安、活动过度、刻板动作等，对改善孤独和学习能力效果较好。通常应用 1～2mg/d；

（2）芬氟拉明：可减轻多动及刻板动作，但婴幼儿应慎用；

（3）Naltrexone：可增加语言，减少孤独、刻板动作。应用剂量为 0.5～2mg/（kg/d）；

（4）可应用一些促进脑组织代谢的药物；

3. 特殊教育可以采用用于功能的一对一教育训练，也可采用培养交往能力的集体训练。

（1）为了促进患儿的语言及社会交往能力的发展，有计划的特殊教育是十分重要的。特殊教育所使用的技术方法较多，如形象实物教学、手势、姿势、交往交谈、游戏、感情给予、音乐体疗、美工等，要适合患儿的认识障碍水平，注意教育个别化；

（2）游戏在教育中有重要作用，医师也可通过游戏来观察了解患儿的病情。游戏可反映患儿的内心世界，可发泄压抑着的情绪，起到心理上的疏导作用，同时又有治疗作用；

4. 行为干预疗法对孤独症患儿常采用操作性条件处理法，即阳性强化法及消退法或惩罚法。出现一个好的行为时给予奖励，使该行为得以强化。出现一些不合适的行为或动作时，不予理睬或"惩罚"，使之消退。

孩子有强迫症怎么办

一、什么是儿童强迫症

儿童强迫症是一种明知没有必要，但又不能自我控制的症状。在儿童期，强迫行为多于强迫观念，年龄越小这种倾向越明显，本症多见于10～12岁的儿童。

二、儿童强迫症的原因有哪些

1. 父母不良性格和教育方式

调查表明，部分患儿的父母往往就有胆小怕事、过分谨慎和拘谨、遇事优柔寡断、事后爱反复检查等不良性格特征。父母对于孩子过于苛求，如对清洁卫生过分要求、生活刻板规矩等，都可能是诱发本症的原因。

2. 儿童的先天素质

儿童的先天素质也是诱发强迫症的原因之一。有人发现一些患儿中枢神经系统的某些神经递质不平等可能与强迫行为有关，这说明患儿可能有易患强迫症的先天素质。

3. 儿童强迫症成因还与患儿本身的个性特点有关

孩子们的自身性格特点也成了他们患上强迫症的重要因素，通常这类型的孩子有以下的一些性格特征：

①处事过于拘谨，特别讲究衣饰整洁和个人卫生，酷爱干净，做事井井有条，并严格按程序进行。

②平常表情较为严肃，甚至有些呆板，过于克制自己，缺乏一般儿童的兴趣和爱好。

胆怯怕羞、听话，守纪律。

③对自己缺乏信心，喜欢自我检查做好的事，遇事常迟疑不决。

4. 患儿遭受过精神刺激

儿童患有强迫症和他们精神受到刺激也是有关系的。因为在一些强烈的精神刺激之下，比如，亲人或者朋友患上疾病或者不幸死亡，自己考试的成绩不够好，老被老师批评或者家长惩罚等，这些都会使得儿童患上强迫症。

三、儿童强迫症的危害

1. 对生活失去信心

感到极度无助，对学习生活均丧失兴趣，不闻不问，但有时情绪却又突然高涨，令人无所适从，病发成因多数是沉重生活压力和滥用药物所致。儿童患者发病的周期较短，一日内，情绪可以数度起落。

2. 情绪多变

早上往往睡懒觉不起床，不愿梳洗和换校服上学，及至中午又变得乖巧顺服，一到下午又野起来，不时大笑喧哗。

3. 学习方面

策划和组织能力较为薄弱，患上强迫症的儿童随年龄增长，病情愈难以控制，这些儿童在学习上容易遇上挫折。

4. 引发其他疾病

强迫症患者较无病患者发生多种致死性心脏事件的相对危险性高。其中包括心律失常病、卒中患病率、高血压患病率和外周血管疾病患病率；与此同时，胃溃疡、糖尿病综合征及肾衰等疾病，被证实强迫症患病率都比普通人群高。

四、儿童强迫症治疗方法

1. 纠正父母的不良性格：如果患儿的父母有性格偏异，如特别爱清洁，过分谨慎，过于刻板，优柔寡断，迟疑不决等，应该予以纠正，否则会影响患儿的康复，并且不利于孩子以后的心理发展。

2. 树立信心：对于有强迫症的儿童，家长要帮助他们自觉认识和克服自己的性格弱点，指导孩子处理问题要当机立断，帮助他们出主意，想办法，克服遇事犹豫不决的弱点。鼓励孩子对自己要有正确的评价，应该看到自己的力量，树立战胜疾病的信心，多方创造条件，让孩子获得成功，帮助孩子提高自信心。还要注意丰富孩子的业余生活，分散孩子的注意力，以减少他们不必要的疑虑。

3. 厌恶疗法：是一种具体的行为治疗技术。其内容为：将欲戒除的强迫症状与某种不愉快的或惩罚性的刺激结合起来，通过厌恶条件作用，达到戒除或减少强迫症行为的目的。

4. 正确对待患儿：一般不需要药物治疗，主要在于教育和心理上的支持。父母要正确认识患儿的病态，不要过分焦虑。要帮助患儿寻找发病的原因，给予心理上的支持和鼓励。

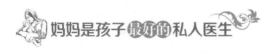

正确的做法是鼓励患儿多参加集体活动，最好是引导孩子从事一项较为紧张的活动（如参加篮球队），以转移其注意力，逐步使症状减轻直至消失。另外，要注重孩子性格弱点的改善。父母和老师要创造条件，使孩子能灵活地、自信地处理各项事情。

5. 培养爱好：家长要鼓励强迫症的患儿多参加集体活动，多与外界接触，培养孩子多方面的兴趣爱好，如唱歌、打球、跑步等，以建立新的大脑兴奋灶去抑制强迫症状的兴奋灶，转移对强迫症状的高度注意力，这样可大大促进病情的恢复。

6. 意念训练：儿童出现不可克制的强迫现象时，家长要帮助儿童用意念努力对抗强迫现象，使紧张恐惧的心情放松，并告诉儿童这种行为没有任何意义，并分散儿童的注意力。当然，做到这点是非常不容易的，要有毅力，经过反复训练，多数儿童的强迫现象才会逐步消失。

孩子有多动症怎么办

一、什么是儿童多动症

儿童多动症在医学上一般称之为注意力缺陷多动障碍，多动症是儿童和青少年期间最为普遍的心理障碍之一。这类患儿的智能正常或基本正常，但学习、行为及情绪方面有缺陷，表现为注意力不易集中，注意短暂，活动过多，情绪易冲动以致影响学习成绩。在家庭及学校均难与人相处，使家长和老师感到困难。

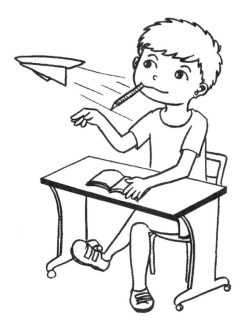

二、儿童多动症的原因

1. 患儿的母亲在孕期或围产期有较多并发症，有大量吸烟或酗酒史。

2. 遗传因素，如：患儿的血缘兄弟、父亲等有较多多动或注意不集中表现；双生子中单卵双生子的患病率高达51%~64%；亲属中酒精中毒、反社会人格及癔症者也较多。

3. 神经递质、酶的研究结果虽然常互相矛盾，但不失为对本症病因的一种研究途径。

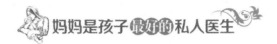

4. 严重的铅中毒可产生致命的中毒性脑病、痴呆等神经系统损害，但轻微铅中毒是否可产生多动症，至今尚无结论。

5. 社会、家庭、心理因素的影响，如不良的社会环境或家庭条件（破裂家庭、经济贫困、住房拥挤、父母性格不良、酗酒、吸毒、有精神病等），均可成为发病的诱因，并影响病程的发展与预后。

6. 其他因素：营养问题、维生素缺乏、食物过敏、食品的调味剂或添加人工色素等可能使儿童产生多动症。

三、儿童多动症的表现

表现一：注意力不集中

1. 常常在作业、工作或其他活动中不注意细节或经常犯一些粗心大意的错误；

2. 在工作或游戏中难以保持注意力集中；

3. 别人和他说话时常似听非听；

4. 常不能按别人的指示完成作业、家务或工作（不是由于违抗行为或未能理解所致）；

5. 常难以组织工作和学习；

6. 常逃避、讨厌或不愿做要求保持注意力集中的工作（如学校作业或家庭作业）；

7. 常常丢失学习和活动要用的物品（如玩具、学校指定的作业、铅笔、书本或工具）；

8. 常常易受外界刺激而分散注意力；

9. 日常生活中容易忘事。

表现二：多动或冲动行为

1. 常常手脚动个不停或在座位上不停扭动；

2. 在教室或其他要求保持坐姿的环境中常常离开座位；

3. 常在不恰当的情况下乱跑或乱爬（成人或青少年仅限于主观感觉坐立不安）；

4. 常难以安静地玩耍或从事闲暇活动；

5. 经常忙个不停或常像"装上了发动机"似的不停地动；

6. 经常说话过多；

7. 常常别人说话未完就抢着回答；

8. 经常难以安静等待或按顺序排队；

9. 常打断或干扰别人的活动（如插话或干扰别人的游戏）。

四、儿童多动症的危害

1. 对个人的危害

轻微多动症儿童只是在学习上不能专心，不能主动去学，造成学习成绩下降；在行为上不能自控，表现为不服管束，被人歧视。重症多动症儿童则学习成绩明显下降，不能跟班，难以读完小学及初中。在行为上惹是生非，干扰他人。随着年龄增长，因无法自控易受不良影响和引诱，可发生打架斗殴、说谎偷窃，甚至走上犯罪的道路。

2. 对家庭的危害

多动症儿童学习不仅成绩较差，还厌学、逃学，扰乱课堂秩序，因此常常被老师叫去批评，使家长又羞愧又恼火，回家后便对孩子进行责骂、棍棒教育。有的高价请家庭教师，浪费

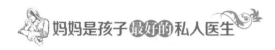

大量时间和金钱也无济于事；有的使孩子对家长产生对抗、仇恨情绪，影响家庭和睦。

3. 对学校的危害

在学校里，多动症儿童经常扰乱课堂秩序，打架斗殴，偷窃破坏，成绩低下，即使老师花很大精力也收效甚微。如果一个班多几个这样的孩子，则教学质量必然受到影响，使老师特别恼火，总想让他们留级，甚至把他们开除。

4. 对社会的危害

多动症儿童如不及时治疗，到成人后由于自控能力差，冲动，好逸恶劳，贪图享受，往往犯罪率较高，并屡教不改成为惯犯，影响社会安定及人民人身和财产安全。

五、儿童多动症如何治疗

1. 药物治疗

治疗此病的药物可分为中枢神经兴奋剂、抗忧郁剂、抗精神病药及抗癫痫剂等，但一般以中枢神经兴奋剂哌醋甲酯或右旋苯丙胺为常用药品。

2. 精神治疗

药物治疗是有效的。动作过多往往经药物治疗而得到控制。同时，不可忽视家庭和学校方面的适当教育和管理。对患儿的态度要以耐心、关怀和爱护的态度加以处理。对患儿的不良行为及违法举动要正面地给以纪律教育，多予启发和鼓励。遇到行为治疗有成绩时给予奖励，不应在精神上施加压力更不能责骂或体罚。对有不良习惯和学习困难的患儿，应多给具体指导，执行有规律的生活制度，培养良好习惯，帮助他们克服学习的困难，不断增强信心。文献资料指出药物有效，但药物与教育、行为上的指导相结合更为有效。

（1）发展孩子的注意力。孩子的无意注意占优势，可让他从事感兴趣的活动，如看画册、听故事。随着孩子年龄增长，可有意识地让他下棋、画画等，锻炼注意力的集中性、持久性。但是，要求孩子学习做事的时间不宜过长，以免引起疲劳。

（2）培养孩子善始善终的习惯。孩子做事时，往往容易受外界事物干扰的影响，如别人的交谈，窗外的声响等都会使孩子放弃手中正在做的事情。因此，家长对孩子做事要多关心和指导，加以肯定和表扬，鼓励他善始善终做好每一件事，坚持把每一件事做到底而不半途而废。

（3）培养孩子的自制力。要提高孩子的认识，让他知道什么事该做，什么事不该做，帮助孩子逐步学会正确判断和评价自己的行为；要制订一些简单的规章制度，作为孩子的行为准则，让孩子约束自己的行为，养成良好的行为习惯。

（4）把过多的精力引导发挥出来。对于这类活动过多的儿童要进行正面的引导，家长和老师要组织他们多参加各种体育活动，如跑步、打球、爬山、跳远等，使他们过多的精力能释放出来。但是，在安排他们进行活动时，应注意安全，避免危险。

（5）带孩子到医院，请医生进行心理治疗。最后需要指出的是，矫正治疗孩子的多动症是一个长期的过程，需耐心地对其教育引导和矫治，切不可采用打、骂等粗暴的手段，否则不但不能达到矫治的目的，而且有可能使其加剧，影响孩子的身心健康。

孩子有狂躁症怎么办

一、什么是儿童狂躁症

儿童躁狂症是一种以情感活动呈病态的过分高涨为基本表现的精神失常，属情感性精神障碍。以情绪高涨，思维奔逸，活动增多，精神运动兴奋等阳性症状为特征。这种高涨的心境与外界环境不相称，可以从高兴愉快到欣喜若狂。病情轻者社会功能无损害，严重者可出现幻觉、妄想等精神病症状。

二、儿童狂躁症的原因

1. 小儿狂躁症是躁狂抑郁性精神病的一种类型，顾名思义是以情绪高涨、兴奋、狂躁为主要特点。专家提醒广大患者，小儿狂躁症常与抑郁状态交替出现，有时抑郁表现轻微而短暂不易被觉察，而突出表现为躁狂。因此人们应当正确认识小儿狂躁症。据临床研究发现，主要原因是对小儿抑郁症的认识有误。

2. 狂躁症指以情感高涨或低落为主要症状的一种精神病。临床特点为躁狂和抑郁状态的交替发作或单相发作，具有缓解和复发的倾向，缓解期精神活动正常。该病在儿童期较少见，故有的学者把小儿躁郁症和儿童精神分裂症同称为发病于儿童期的成年型精神病。这种疾病带有明显的小儿狂躁症症状。

3. 人们总是习惯用成人的情感变化尺度来衡量儿童（研究者均是成人），常忽视儿童较轻微或一般性的抑郁情绪，以至于出现了抑郁自杀不知是什么原因。事实上青少年及儿童都存在情感障碍，抑郁自杀者也非少数。因此，树立正确的儿童观，从心理发展的角度来说，结合社会环境因素对儿童的影响，全面评估儿童的情绪和情感变化是非常必要的。由此可见，小儿狂躁症和抑郁症交替出现，危害是相当大的。

三、儿童躁狂症的表现

1. 行为懒散、性格变化大

早上往往睡懒觉不起床，不愿梳洗和换校服上学，及至中午又变得乖巧顺服，一到下午又野起来，不时大笑喧哗。

2. 策划和组织能力较为薄弱

患上躁狂症的小孩子随年龄增长，病情愈难以控制，这些小孩子的学习上容易遇上挫折。

3. 无助感增强、兴趣缺乏

感到极度无助，对学习生活均丧失兴趣，不闻不问，但有时情绪却又突然高涨，令人无所适从，病发成因多数是沉重生活压力和滥用药物所致。小孩子患者发病的周期却较短，一日内，情绪可以数度起落。

4. 后期表现

小孩子长大后，酗酒和吸毒的比例较一般人高出两倍，自杀比率也高达两成。

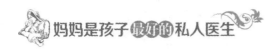

躁狂症病情轻者社会功能无损害或仅有轻度损害，严重者可出现幻觉、妄想等精神病症状。严重影响患者的正常生活及工作，患者要早对躁狂症进行正规的治疗。

四、应对儿童狂躁症的方法

1. 孩子患上了狂躁症时，家长要让孩子保持安静舒适的环境，尽量让孩子少去一些人过多的场所，经常放一些节奏舒缓的小夜曲和轻音乐。

2. 家长和孩子交谈的时候要态度和蔼、亲切、耐心。如果孩子出现了不顺心的事情而发脾气时，家长也应冷静地劝解，而不是生气和责骂。

3. 让孩子在日常生活中多做一些家务，这样可以使孩子的精力得到一定的消耗，同时增加睡眠时间。

五、缓解狂躁症的食物

1. 避免含咖啡因食品。患者应避免咖啡、可乐、茶、巧克力、酒精等含兴奋元素的食品。同时也要避免糖制品、乳制品、和添加化学成分及色素的食品。

2. 多吃蔬菜。饮食中应包含蔬菜、水果、核果、种子、豆类。全麦等谷类是很好的选择，但勿食用过多的面包。每周吃两次白肉、鱼及火鸡。

3. 狂躁症饮食调节补充营养素：镁，用量依产品标示。研究指出镁能代替锂作为治疗狂躁症的药物，用以对付关于该病状连续变换的情况。它无毒副作用。

孩子有恐惧症怎么办

一、什么是儿童恐惧症

儿童恐惧症主要表现为患儿强烈地全神贯注于或沉湎于对可怕刺激或情境的恐怖中，常见的如对动物、死亡、昆虫、黑暗、尖锐的声音等产生过分的、持续的情绪反应。这种恐惧剧烈、不合常规，可影响儿童的适应行为，并伴有呼吸急促、胸闷、心慌、出汗等自主神经系统症状和回避行为。

二、儿童恐惧症类型

1. 特殊恐怖

特殊恐惧症是指对特殊物体或情境发生过度的恐惧害怕。根据恐惧的对象不同具体分为下列几种类型①动物恐怖，如害怕猫、狗、昆虫等。②自然环境恐怖，如对暴风雨、登高、水的恐怖。③注射与血液恐怖。④特殊情境恐怖，如对黑暗、隧道、电梯、桥梁、飞机、公共汽车或其他封闭场所等的恐惧，这也称之为广场恐怖。⑤特殊物体恐怖，如对尖锐物体的恐怖。⑥疾病恐怖，害怕患癌症、肝炎、心脏病，害怕死亡。

2. 社交恐怖

儿童在与陌生人交流时，存在持久的焦虑和回避行为，对

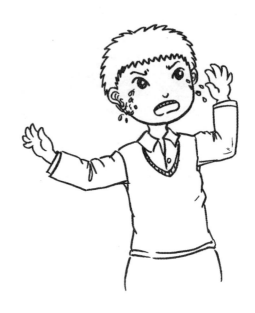

此，儿童本身有自我意识，并且表现出尴尬或过分关注（年幼儿童缺乏自我意识）。这种行为明显地影响社交关系，导致交流受限。每当面对新环境时就感到痛苦、不适、哭闹、不语或退出。因此，他们害怕当众说话和表演，拒绝参加集会，不敢面对学校领导与权威人物，回避需要对陌生人讲话或交流的社会交流。

年幼儿童在陌生环境下，可能表现为哭闹、缠人或躲在母亲身后，不愿意上学。上学的少年儿童回避班级活动，回避上体育课，学习成绩表现不佳。

少年期患儿与异性约会或建立关系很困难。由于社交困难与学习适应下降而出现辍学的可能性增加。当患儿与家人或熟悉的人在一起时，社交关系良好。社交恐惧症的发生有两个高峰年龄，第一个为 5 岁以前，第二个为 13 岁左右。患社交恐怖的青少年发生酒依赖的可能性增加，比一般人更多的出现自杀观念和自杀企图，更多的出现躯体与心理问题，更多的需要寻求心理服务。

3. 选择性缄默。

选择性缄默被看做是一种特殊的社交恐怖现象，多在 3 ~ 5 岁起病，表现为在某些特殊场合拒绝说话或不愿意说话，从在家中不对同胞说话到在学校不与陌生成人说话。

主要是在离开家庭时不愿讲话，以在学校不愿讲话最多。从对象上看，主要是不愿对成人说话，其中也包括熟悉的非家庭成员，以不愿对不熟悉的非家庭成员说话为最多。有些儿童在缄默的场合无任何交流，有些儿童则使用手势、点头、摇头、耳语等方式交流。缄默的患儿常常伴有胆小、害羞、退缩，社交焦虑的特点。缄默的患儿也常常有公开违抗、执拗、负性的人格特点。甚至有人把他们的不愿讲话看做是违抗与执拗的表现，是儿童与成人之间的一场斗争。

三、不同儿童恐惧症的表现

特殊恐惧症的表现：①遇到特殊事物或情境时产生焦虑、恐惧的情绪反应。②为了减轻或不出现恐惧情绪而回避这些特殊事物或情境。③离开这种环境后表现正常。

社交恐惧症的表现：①在面对陌生人（包括同龄人）的社交情境下出现持续的焦虑，年幼儿童表现为哭叫、发脾气、冷淡或恐惧害怕。②患者知道这种恐惧是过分的或不合理的，在年幼儿童则本身没有这种认识。③避恐惧的社交情境，若忍耐着不离开时将伴随强烈的焦虑或痛苦。④影响个人的日常生

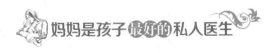

活、学习、社会活动或关系，或者为自己的社交恐怖而感到痛苦。⑤在 18 岁以前起病，病程至少持续 6 个月。⑥患儿与家人或熟悉的人在一起时，社交关系良好。⑦不能以其他儿童心理疾病以及引起恐惧和焦虑症状的躯体疾病来解释。

选择性缄默的表现：①在特殊的社交场所持续地不说话，而在其他场所说话正常。②症状干扰学习与职业功能或社会交往。③症状持续时间至少 1 个月。④症状不是由于语言的不通所引起。⑤不说话不能用交流障碍（如口吃）解释，不是发生于广泛性发育障碍、分裂症或其他精神障碍的过程中。

四、如何治疗儿童恐惧症

1. 特殊恐惧症的治疗

特殊恐惧症的主要治疗方法是行为治疗，包括系统脱敏疗法、冲击疗法和示范法。根据不同病人选择不同方法，系统脱敏适合于各种病人，冲击疗法适合于青少年，示范法适合于年幼儿童。一般病例不需药物治疗，当合并其他焦虑障碍时才考虑药物治疗。

2. 社交恐惧症的治疗

对于社交恐惧症可以考虑药物治疗和心理治疗。临床经验与实验研究显示氯硝西泮和 5 - 羟色胺回收抑制剂是目前能有效地治疗社交恐惧症的药物，后者包括氟西汀、舍曲林、帕罗西汀等。心理治疗中主要是采取认知行为治疗，包括认知重建、模仿和社交技能训练等治疗技术。

3. 选择性缄默症的治疗。

药物治疗可以考虑使用 5 - 羟色胺回收抑制剂，在这类药物中，国外文献报道的主要是氟西汀。关于其他种类 5 - 羟色胺回收抑制剂的使用报道很少，主要原因是它们在临床上应用的时间还不长。心理治疗方面可以考虑行为治疗、家庭治疗、游戏治疗等。

孩子有焦虑症怎么办

一、什么是儿童焦虑症

儿童焦虑症是最常见的情绪障碍，是一组以恐惧不安为主的情绪体验。可通过躯体症状表现出来，如无指向性的恐惧、胆怯、心悸、口干、头痛、腹痛等。婴幼儿至青少年均可发生。

二、儿童焦虑症的原因

1. 爸爸妈妈有焦虑症，孩子进行模仿。

2. 爸爸妈妈对某些危险估计太高，因此，常常会给子女一些多余的劝告、威胁、禁令等，使孩子整天焦虑不安。

3. 爸爸妈妈视子女为自己的"知心人"，并向他诉说许多家中的经济问题、婚姻问题等，而一个年幼的孩子是无法理解这些复杂的问题的，在这种矛盾重重的处境下，孩子容易产生焦虑。

4. 爸爸妈妈太苛求，对孩子做的任何事情，总是表示不够满意，反复提出要求做得更好一些，而这些高标准的要求常常超过孩子的实际能力，孩子逐渐对自己也觉得不满意，对自己不能实现预期的要求出现焦虑反应。

5. 爸爸妈妈对孩子过度地放纵，也可导致焦虑症。没有一定的限制，孩子常常不知道他们活动自由的界限究竟在哪里；外界环境对他们的行为没有什么要求，而他们自己也不知道应该如何努力去提高，也会出现焦虑情绪。

6. 经常或强烈地遭到惩罚。

因为惩罚常常受到其他人的否定或排斥，使孩子感到害怕。当他不能完成预期的任务时，对将要受到的惩罚会感到十分焦虑。

三、儿童焦虑类型

1. 期待性焦虑：每个天真的孩子都会对一切期待很高，孩子达不到家长的预期要求，会受到家长们的责骂，担心自己的学习成绩，还有作业等，这都往往超过孩子的接受能力，给孩子极大的压力，也会使儿童表现出紧张、焦虑等不稳定的情绪。

2. 分离性焦虑：这是孩子经常出现的问题，当孩子于亲属特别是父母分离时，会出现明显的焦虑情绪，失去以往的欢乐。其主要表现为心烦意乱，无心学习，甚至出现逃学、出走等现象。

3. 境遇性焦虑：对突发事件，孩子的心理难以承受，因此整天担心灾害再次降临头上，惶惶不可终日。但这一类孩子的症状也会随着时间的推移病情会慢慢地消失。

4. 环境中的焦虑：在家庭中总会有一些矛盾弄得孩子哭哭闹闹的事发生，这样会使孩子在一个严格的家庭中失去自由，失去欢乐，便会变得很担心，孤僻，容易引起焦虑的发生。

四、儿童焦虑症的危害

1. 长期焦虑会影响孩子身高：心理因素在一定程度上会影响到儿童的正常发育，心理压力大、长时间处于焦虑状态、很少有人关爱的儿童，体内生长激素分泌水平降低，会影响到身体长高。建议家长和社会应该给孩子们更多的关爱、减轻课业负担，并保证儿童有足够的睡眠和运动。

2. 引发躯体症状：焦虑症儿童会出现连续头晕或暂时失去记忆、直肠出血、脉搏加速、手掌冒汗、慢性背痛、颈痛、慢性或严重头痛、颤抖、荨麻疹、情绪过度紧张无法承受、失眠等症状。儿童出现了这些症状的话。很难集中精力投入正常的学习，也失去了正常与人交流的机会。

3. 长期焦虑症会增加癌症发生率：致癌的因素十分复杂，而精神因素在癌症的发生和发展上起着重要作用。现代医学发现，癌症好发于一些受到挫折后，长期处于焦虑、精神压抑、沮丧、苦闷、恐惧、悲哀等情绪紧张的人。精神心理因素并不能直接致癌，但它却往往以一种慢性的持续性的刺激来影响和降低肌体的免疫力，增加癌症的发生率。

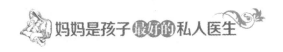

五、如何应对儿童焦虑

1. 不要对孩子要求太高：父母望子成龙的心情可以理解，但应该看到，孩子准备考试已投入了很多，即使达不到理想的成绩，只要尽力就行了。千万不要对孩子唠唠叨叨，嘲讽挖苦，或者板着脸不搭理，这样会使孩子感到压抑，或是出于逆反心理而对抗，加重孩子的焦虑。

2. 创造良好的家庭环境：孩子整体素质的基础，是从小在父母身边耳濡目染、潜移默化的熏陶。要想把孩子培养成自信、豁达、活泼、开朗的人，家庭环境一定要整洁、朴实、条理、明快；家庭成员之间要和睦、民主、互敬、互助。

3. 积极的引导增强校园的吸引力：在孩子入校之前要让孩子知道校园是个有趣的地方，有很多小伙伴在一起玩游戏，老师还会和大家一起做很多有意义的活动，可以学本领，使孩子对校园留下一个好印象，并且产生向往与期待。

4. 降低亲子依恋强度并形成新的依恋关系：因为孩子将父母作为自己安全的港湾，所有的事情都依靠父母来完成，所以在父母离开时便会产生这种分离焦虑，因而降低亲子依恋程度，是首先要考虑的事情。分离焦虑主要是孩子失去了所依恋的人，出现了不安全感。要让孩子不产生焦虑，适应父母不在的环境，就要让孩子与老师建立新的依恋关系。家长平时要对孩子多夸奖老师的和气、漂亮；告诉孩子老师会讲很多故事，会唱歌，会带你们做游戏；在送孩子入园和接孩子回家时，可以刻意的在孩子面前与老师友好的交流，让孩子觉得老师是爸爸妈妈的好朋友。

孩子有口吃怎么办

一、什么是口吃

口吃是语音节律障碍的一种，是由不同原因引起字音重复或语流中断的语音节律障碍，当言语表达艰涩时常伴躯体抽搐样动作和面部异常的表情。口吃多发生于儿童，一般随着年龄的增长逐渐改善或消失，少数可持续至成年。

二、小儿口吃的原因

1. 模仿和暗示：大部分口吃患者是在幼小时学别人的口吃学来的。儿童期正是学习和掌握语言的关键时期，儿童的心理特点之一是模仿性强和易受暗示。亲友、同学和邻居中，如果有口吃的人，就会成为模仿的对象。

2. 心理因素：大量事实表明，儿童口吃是儿童受惊、被严厉斥责、惩罚、嘲笑、环境突然发生变化、父母双亡或离异、家庭不和睦等情景下引起的恐惧、焦虑情绪的结果。

3. 疾病影响：如与发音，对语言理解甚至读书写字有密切关系的神经系统发生障碍：如小儿癫痫、麻疹、热病、脑病、百日咳、猩红热、脓症、鼻炎、扁桃腺发炎或肥大等

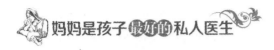

等，以及耳鼻喉科的疾病，多少都能使呼吸和发声受到影响。

4. 遗传问题：口吃与遗传，大脑两半球优势或某种功能障碍有关，与语言神经末梢缺陷有关，口吃患者的家族常有口吃历史。此外，特色疗法认为，说话结结巴巴的原因主要在于患者身体上某些负责发音的肌肉组织功能太弱，而这些因素都可以通过生殖细胞遗传给下一代。

三、小儿口吃，妈妈要注意什么

1. 当孩子说话结巴时，家长不要大声训斥，更不要嘲笑，要善于诱导，不可操之过急，要知道，在这种情况下，耐心是最为重要的。

2. 想办法减少孩子的心理压力，保持良好的心理状态。如果孩子口吃稍好一些，家长应及时给予鼓励，增强孩子战胜口吃的信心。

3. 进行语言训练，一定要在肌肉放松时练习发音，让其放慢说话速度，延长说话时间，进行反复训练。

4. 尽量避免与口吃儿童的接触，以免相互影响。

5. 对于惯用左手的孩子，不要强迫孩子改用右手。

四、口吃矫正法

1. 心理治疗

妈妈要为口吃的孩子创造一个愉快安定的环境，消除其思想负担，减少患儿的口吃。当孩子有口吃时，不要模仿、嘲笑孩子，不要使周围人过分注意孩子说话的缺陷，不能表现出急躁情绪和粗暴地中断小儿讲话，妈妈应多给予安慰和鼓励，指导孩子说话时放慢速度，降低音量，从容不迫地讲，引导孩子树立克服口吃的自信心。

2. 语言矫正训练

在心理治疗的基础上，使小儿有信心，自在地呼吸和运用语言器官，才能获得语言矫正训练的成功。可采取以下几种方法：

（1）让孩子减慢讲话的速度，既可减少口吃，又可使人听得清楚，当孩子不再有口吃时，再慢慢提高说话速度。

（2）让孩子说话时降低音量，因为轻柔地说话能防止口吃。

（3）对于每一个短语的第一个字要缓慢地、轻轻地诱导其发出音速，然后向第二个字轻轻地滑动，因为口吃小孩大多对短语的第一个字发音感到困难，如果发音过急过重，口吃势必发生，因此这是一个关键。

（4）多讲多练，在日常生活中利用一切机会与口吃的孩子交谈和练习，不要间断或半途而废，让孩子多唱歌、念儿歌、讲故事或复述其个人愉快的事，锻炼说话连贯以利于纠正口吃。

五、口吃的预防

口吃不是先天性疾病，如能做到以下几点，口吃是可以预防的。

1. 为幼儿创造一个轻松愉快的生活环境，让孩子心平气

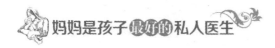

和地讲话，鼓励孩子和父母及周围的人们多交往。

2. 教育孩子不要性急，不要让孩子过早地背诵难以理解的诗词和文章，避免造成精神紧张。

3. 不要让孩子模仿口吃的人说话。

4. 当孩子说话出现不连贯、不流利的时候，不要过分注意，更不可申斥或取笑他，避免损伤孩子的自信心和造成精神紧张。

第五章 睡得好，孩子才能健康成长

　　拥有足够的睡眠是一个孩子生长发育和健康成长的先决条件之一。因为，在睡眠过程中氧和能量的消耗最少，有利于恢复疲劳；内分泌系统释放的生长激素比平时增加3倍，有利于生长发育和大脑成熟。因此，妈妈要想方设法保证孩子高质量的睡眠，让孩子更好地成长。

注意 16 个宝宝睡眠问题

　　睡眠对宝宝的成长十分重要，但宝宝在睡眠中会出现许多问题，如何有效地进行解决，是我们在文中将要进行探讨的。关于宝宝睡觉，妈妈们的问题一定很多，比如，宝宝趴着睡好不好，爱出汗怎么办，打呼噜有什么办法治等，下面我们就来一一解答。

　　睡眠对于宝宝的成长来说非常重要，因为人的生长激素只有在睡眠中才能得到大量激发，所以宝宝的生长有赖于良好的睡眠，而睡眠时间的长短、睡眠质量等也关系到宝宝的生长发育。

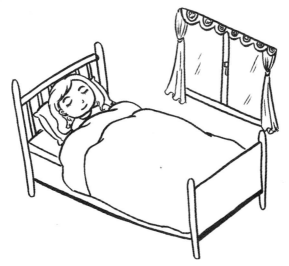

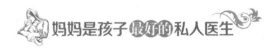

1. 磨牙

宝宝睡觉爱磨牙有许多原因，有可能是宝宝的肚子里有蛔虫，或是宝宝缺钙，也有可能是精神紧张和发生咬合障碍，还有的宝宝是因为白天过于兴奋造成睡觉磨牙。

如果宝宝的肚子里有蛔虫的话，它会在身体内释放多种毒素，也会排放代谢物，这些都会在宝宝睡觉时刺激大脑，并使咀嚼肌收缩。缺钙的宝宝也会在睡觉时咬牙，所以需要进行补钙。不少宝宝睡前玩得过于尽兴，又或是看了刺激性的片子，精神紧张，睡觉就会磨牙。

宝宝睡觉磨牙很容易使牙齿磨损，也有可能损伤牙周组织，还会使牙齿的咀嚼肌疲劳，坏处很多，要尽早发现，及时到医院对症治疗才行。

2. 惊跳

宝宝睡觉时惊跳的原因也有很多，有可能是神经系统发育不完善的问题，宝宝易于兴奋，容易对声音发生反应，特别在浅睡眠的时候，这属于正常现象；也有可能是缺钙，神经肌肉的兴奋性增高；盖的被子厚薄不合适，宝宝冷暖不当也会让宝宝不舒服，从而发生惊跳；如果宝宝在睡前吃得太饱或太油腻，也容易让宝宝因不舒服而发生惊跳；此外，蛔虫、蛲虫等肠道寄生虫病也会让宝宝因为腹痛、肛门瘙痒或神经系统受到影响而出现惊跳。

3. 趴着睡

宝宝喜欢趴着睡，对宝宝的头型很有好处，不会出现扁平头的现象。而且在妈妈子宫里的时候，宝宝就保持腹部向内、背部朝外的蜷曲姿势，这是一种最自然的自我保护的姿势，宝宝在出生后采取趴着睡的姿势，会让他感觉更安全、睡得更熟，有利于神经系统的发育。但趴着睡的宝宝易窒息，特别是新生宝宝，头颈无力，很容易被毛毯、被子堵住口鼻而无法呼吸。所以，对于新生宝宝不建议采取趴睡的姿势。

患先天性心脏病、先天性喘鸣、肺炎、感冒咳嗽痰多、脑性麻痹，以及某些病态腹胀的宝宝，例如，患先天肥大性幽门狭窄、十二指肠阻塞、先天性巨结肠症、胎便阻塞、坏死性肠炎、肠套叠和其他如腹水、血液肿瘤、肾脏疾病以及腹部肿块等疾病的宝宝，不适合趴睡。

患胃食道逆流、阻塞性呼吸道异常、斜颈等的宝宝，可以尝试趴睡，以帮助缓解病情。下巴小、舌头大、呕吐情形严重的宝宝，则必须趴睡。

4. 侧睡和仰睡

除趴睡外，宝宝的睡姿还可分为仰睡和侧睡。

宝宝的身体很柔软，手脚又很短，所以不大容易形成侧睡的姿势，需要用被子、枕头等靠着才能摆成侧睡的样子，不过侧睡特别是向右侧睡，可以减少宝宝呕吐或溢奶，即使发生呕吐，呕吐物也不会流入咽喉造成窒息。另外，有呼吸道及心脏问题，或扁桃腺特别肿大、发炎的宝宝都可以侧睡，它还有帮助排痰的功用。

仰睡时，宝宝的身体不受约束，非常灵活，不会像趴睡那样因为有物体堵住口鼻而发生窒息综合征，而且宝宝的脸色一旦发生变化，妈妈就可以马上知道并采取及时、相应的措施。但仰睡也有不好的地方，那就是宝宝的脑袋容易睡成扁平头，影响美观；朝天睡宝宝也不容易有安全感，不容易熟睡，而且

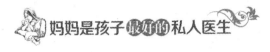

发生呕吐时，呕吐物又容易流到咽喉发生意外。

5. 睡觉时爱出汗

宝宝睡觉时出汗是分为生理性出汗和病理性出汗两种的。有的宝宝在刚刚入睡的时候出汗比较多，到了下半夜出汗就明显减少，这是由于宝宝神经调节还不成熟引起的。也有的宝宝身上穿盖得比较多，就容易出现多汗的情况。

如果宝宝一晚上睡觉都爱出汗，则是属于缺钙，需要请医生确诊以后，补充维生素 D 和补钙。中医认为，晚上爱出汗称为"盗汗"，属于阴虚，时间久了会对宝宝的身体造成不良影响，需要用中药调治。

除了体质虚弱导致的多汗外，像结核病、佝偻病、甲亢、内分泌、传染性的疾病也会让宝宝出汗很多。所以，如果宝宝消瘦、食欲不好、干咳、下午发低烧，汗水有异味的话，需要及时带宝宝上医院诊治。

6. 打呼噜

宝宝打呼噜，一般来说都是因为扁桃体、腺样体肥大造成的，这种情况会出现在 2 岁多左右。因为 1 岁多以后的宝宝从母体带来的免疫物质越来越少了，宝宝也会跑了，接触的外界也多了，自身机体的免疫反应表现得越来越强烈。一般来说，2 岁左右所有的宝宝都是扁桃体、腺样体越来越大。其中根据流行病学调查，大约有 2%～5% 的宝宝会因为扁桃体太大了，堵在呼吸道里面呼吸不畅，这部分宝宝就容易出现打呼噜等一系列的问题。

7. 睡觉晚

由于人体生长激素的分泌高峰是在夜间 22～24 点，如果晚睡，宝宝体内的生长激素分泌势必减低，身高增长便会受到影响；晚睡还会造成睡眠不足，影响正常的生活。

造成晚睡的原因有可能是，一些爸妈有晚睡的习惯，受到他们的影响，宝宝也养成了晚睡的习惯。因此，爸妈应该以身作则，培养宝宝早睡早起的好习惯。此外，也应该让宝宝的晚餐固定在一个时间，睡觉前要避免宝宝兴奋，要制造出一个适合宝宝睡觉的良好环境，比如，听睡前小故事、放睡前音乐什么的，这些都很重要。

8. 睡睡就醒

宝宝睡觉爱醒的话，有可能是因为白天喂得太多引起的。有研究表明，如果新生宝宝白天喂奶次数过多过频，超过了11次，晚上就特别容易醒，而且3个月后，这种情形会更加明显。

有些宝宝因为正处于浅睡眠状态，整个睡眠状态并不安静，眼球在眼皮底下快速运动，偶尔就会睁开眼睛，还会发出啼哭的声音，所以宝宝并不是真正的醒，这时妈妈只需要用手轻拍宝宝就可以了，宝宝自然会再次进入梦乡。如果此时爸妈以为宝宝醒了，就抱起宝宝喂奶，或是采用其他各种方法安抚宝宝，宝宝反而会难以再入睡。

9. 午觉

睡过午觉后的宝宝不会有精神疲倦、烦躁不安的表现，吃饭也吃得很香，所以，宝宝一定要睡午觉。1岁以下的宝宝通常要睡两次午觉，到了1岁以后，宝宝就只要睡一次午觉了。

宝宝睡午觉习惯的养成是由睡觉时间、睡觉环境等经过多次反复的条件反射形成的。如果这些条件经常变化，宝宝的午

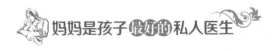

睡习惯就难以养成。比如用"老虎来了"等语言恐吓宝宝，宝宝会带着害怕入睡，导致今后不愿睡午觉；比如用惩罚的手段处罚宝宝不睡午觉，宝宝会因精神紧张而越发无法入睡；宝宝睡前听了很兴奋的故事，也会无法进入午睡状态。

要让宝宝养成良好的午睡习惯，给他一个良好的睡觉环境，也要注意一次午睡的时间不能超过两小时，以免影响宝宝晚间的睡眠。

10. 独睡

独睡对宝宝的身体健康有好处。宝宝不睡爸妈中间，晚上就不会吸入爸妈呼出的浊气，呼吸质量可以得到保证，有利于生长发育，而且不会因为睡在爸妈旁边，而有被爸妈翻身压到的危险。

独睡还能培养宝宝的自立行为，避免出现依恋情结。随着宝宝独立意识的萌发和迅速发展，让宝宝独睡就变得很重要了，它可以培养宝宝心理上的独立感，这种独立意识和行为的培养，对宝宝今后社会适应能力的发展有很直接的关系。

让宝宝独睡时，应该和宝宝讲清楚分床睡的原因，表明宝宝已经长大了，而不是爸妈不再爱他了。同时，要为宝宝布置一个舒适、可爱的就寝环境，让宝宝充满新鲜感。而且这个独睡的过程也要循序渐进地进行，才能保证宝宝独睡成功。

11. 起夜

妈妈如果怕宝宝晚上尿床，就会叫宝宝起夜，有时还会达到很频繁的程度。但这是不必要的。因为当宝宝的泌尿系统发育到一定程度以后，比如两三岁了，宝宝会控制自己的小便，也会在有尿意时发出示意声，或有烦躁啼哭声，这样就不大会尿床了。

如果妈妈担心宝宝会尿床，可以另外采取一些方法，而不是叫醒宝宝起夜。如给宝宝铺上塑料床单，在宝宝的身下垫一块尿垫等。另外，不要给宝宝穿连身衣睡觉，以方便穿脱。

12. 做噩梦

通常宝宝做噩梦的时候，会半夜醒来尖声大哭，妈妈看着也会觉得很心痛。

宝宝做噩梦醒来的时候，不知道自己在哪里，当然就会对黑夜产生恐惧心理，而发生大哭大闹的情况。这时候，妈妈如果及时地安抚宝宝，宝宝会很快平静下来的。妈妈可以搂抱宝宝，轻声对宝宝说说话，也可以轻轻拍拍宝宝，对宝宝哼唱一些歌，宝宝会放松下来，重新入睡。

13. 睡席梦思

席梦思床的床垫松软，人睡在上面，容易导致腰部突出，不利于睡眠姿势的调节，对肌肉、神经也有不良的反射作用。

宝宝的各个器官正处于生长发育阶段，如果睡席梦思的话，时间一长，肯定对骨骼、身体形状的发育会有影响，所以，为了宝宝的身体发育起见，还是给宝宝选一张木板床为好。

14. 睡眠不足

宝宝睡眠不足和爸妈的习惯、环境的因素有关系，会直接影响他们的发育、智力和学习。

晚间睡眠不足而白天嗜睡的宝宝不仅发育缓慢，学习问题突出，注意力、记忆力、组织能力、创造力和运动技巧也相对较差。特别是在行为问题上，夜间晚睡的宝宝更容易出现好

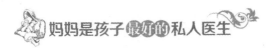

斗，同时还可能伴有多动症、自我控制能力差、精神不集中等症状，在情绪调节上，更容易发怒。此外，在生长发育中，夜间睡眠缺乏还会扰乱生长激素的正常分泌，使得免疫系统受损、内分泌失调，代谢出现问题，易发胖。

所以，要培养宝宝良好、稳定的睡眠规律，保证宝宝睡眠充足。

15. 含奶头睡

许多宝宝睡觉时都需要有慰藉物陪伴，比如，毛巾、毛绒小动物、奶嘴什么的，这些都能让宝宝安心睡觉，但含着奶头睡觉却是个不好的习惯。

宝宝特别是新生宝宝的鼻腔特别窄，睡觉时常常口鼻同时呼吸，如果让宝宝含着奶头入睡，会让宝宝的呼吸不通畅，容易窒息。

含着奶头睡觉，宝宝一醒就会吃到奶，这样一来，影响了宝宝进食的正常秩序，宝宝的胃功能会逐渐变差。

含着奶头入睡，还容易使宝宝的牙齿发育受到影响，也容易产生龋齿和蛀牙。

含着奶头入睡，一旦发生溢奶，还可能造成中耳炎。

所以，不能让宝宝含着奶头入睡。

16. 睡摇篮

摇篮的摇摆是极轻的，是左右的摇动，而不是旋转。人脑在颅腔内是处于相对固定的位置，它不是像一个不着边的球，放在水里，随摆动而左右晃荡。摇篮摇动时，宝宝全身包括头部，都会随摇篮有节奏地摇动，而不是左右冲撞。

一些爸妈整天把宝宝抱在怀里，还不断地抖动，宝宝才能入睡或不哭闹，这样的摇动强度可能要比摇篮还要大。因此，传统的摇篮是可以用的。

要注意，孩子八大错误睡姿

生活中，有很多妈妈都不会注意宝宝的睡姿，认为只要宝宝睡着就万事大吉了。其实，这样想的妈妈可就是大错特错了！错误的睡姿会影响宝宝的生长发育，如果你家宝宝有以下睡姿，就要及时纠正了。

1. 枕着手睡

有不少宝宝会喜欢枕着自己的小手睡觉。睡觉时将手枕在头下，或者觉得这样比较有安全感，但是这个睡姿不仅影响血液循环，还会导致胳膊麻木酸痛，起床后会让宝宝觉得疲累等，有时还会使腹内压力升高，久而久之还会引起胃食管反流，伤害食道。

所以，当妈妈发现宝宝枕着自己的小手睡觉时，要及时帮他把小手拉出来放好，用一个小枕头给宝宝垫着，帮宝宝改掉这个错误的睡姿。

2. 张嘴呼吸

有的妈妈会发现，宝宝睡眠时喜欢张着小嘴呼吸，那样子特别可爱，流出来的口水，还表现出一副似乎饿了的表情。其实，睡觉时闭口才是保养元气的最好办法，如果张口用嘴呼吸，不但容易吸进灰尘，还极易使气管、肺受到冷空气的刺

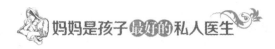

激，影响睡眠质量。

当发现宝宝有张嘴呼吸睡觉的坏习惯时要及时带去医院就诊，检查一下是什么原因，是因为感冒发烧造成鼻堵塞、还是急性鼻炎或慢性鼻炎，或是扁桃体炎或扁桃体肥大引起的，对症下药。

3. 被子不盖严

有些宝宝睡觉习惯蹬被子或把肩膀露在被子外面，有的甚至喜欢抱着半边被子睡。但是宝宝却没有意识到，冬天天气寒冷，风寒一旦入侵人体，极易造成风湿、关节炎、关节酸胀疼痛等，有时还会感冒、流鼻涕，引起呼吸不畅，起床后出现头晕头痛等问题。

这个时候，需要妈妈留个心。当宝宝睡觉的时候，要定时去看看宝宝有没有踢被子，要帮宝宝把被子盖严，或者想办法把被子固定在小床上，让宝宝踢不走。

4. 蒙头睡觉

也有的宝宝喜欢"蒙头大睡"，盖着被子感觉比较安全，其实这是不科学也不健康的。睡觉时用被子蒙着头，随着棉被中二氧化碳浓度升高，氧气浓度会不断下降，时间长了，就会导致缺氧，造成睡眠质量不高，易做噩梦，醒后感到头晕、乏力、精神不足。

当妈妈发现宝宝用被子盖着头睡觉的时候，要及时把宝宝的头露出来，让宝宝可以呼吸到新鲜的空气，不要闷坏了。

5. 睡时吹着风

夏天的时候因为炎热的天气，家里都喜欢开空调；当冬天寒冷的时候，不开空调为了通风就喜欢打开窗。如果常常吹着风睡，脖子、背部受寒后会导致气血凝滞，筋络痹阻，以致晨起僵硬疼痛，动作不利落。

对着风睡，还易受凉生病或引起呼吸道疾病，因此，睡觉应避开风口，床要与窗、门保持一定距离。

6. 睡衣太紧

有的妈妈喜欢给宝宝穿上紧身的衣服，觉得这样比较保暖。但睡衣太紧不仅会影响呼吸，还会导致血液循环不畅，睡中容易惊醒。因此，要给宝宝穿宽松一点的睡衣。要给宝宝保暖不一定要穿紧身的衣服，可以给宝宝盖厚一点的小被子。

7. 睡前吃太饱

一般情况下，睡前的 1 个小时都不要进食，因为"胃不和，则卧不安"，睡前吃得过饱，会使大脑更兴奋，入睡困难或难以进入深度睡眠。而且，人体夜间新陈代谢能力最低，睡前饮食会加重体内代谢负担，引起消化不良，久了还会导致肥胖。不要担心宝宝会饿着，千万不要给宝宝吃得太饱，一来是避免把宝宝撑坏，二来是防止肥胖。

8. 与宝宝对着睡

有的妈妈习惯抱着宝宝入睡，觉得这样可以第一时间注意到宝宝的变化，却常常忽略了当与宝宝相对而睡时，一方吸入的气体大多是对方呼出的废气，氧气浓度低，极易导致大脑供氧不足，造成失眠、多梦，醒后头晕乏力，精神萎靡等等不良后果。

如果担心宝宝晚上睡觉会有什么动静，可以把宝宝的床放在自己床的旁边，方便照顾，但只要不对着睡，就能呼吸到新鲜的空气。这样对于宝宝的睡眠质量有所帮助。

孩子睡觉磨牙怎么办

晚上睡觉时磨牙，是孩子经常会有的行为。夜晚入睡之后，牙齿咬得"咯吱咯吱"响，搅得妈妈心神不安。

如果孩子只是偶尔发生一两次夜磨牙，那么，是不会影响健康的。但如果天天晚上牙齿都磨动，那么危害就会很大。

首先是直接损伤牙齿。天天晚上磨牙；会使牙齿过早磨掉了，露出牙髓后，引起牙本质过敏，遇到冷、热、酸、甜等刺激即发生疼痛；另外，牙周组织受到损害，易引起牙周病，夜间磨牙，面部肌肉特别是咀嚼肌不停地收缩，时间一久，咀嚼肌纤维增粗，脸型变方，影响孩子面容的健美。如果牙体组织磨损严重，牙高度下降，面部肌肉过度疲劳，会发生颞颌关节紊乱综合征，在说话、歌唱或吃饭时，下颌关节及局部肌肉酸痛，甚至张口困难。张口时下颌关节会发出丝丝响的杂音，有的甚至发生下颌关节脱位。此外，还会引起头面痛、失眠、记忆力减退等症状。

面对孩子磨牙的情况，妈妈肯定很着急，但是又不知如何是好，首先，妈妈要先了解，为什么孩子会发生夜磨牙呢？

1. 寄生虫因素

孩子肚子里长有蛔虫，它在小肠内掠夺各种营养物质，分泌毒素，上下乱窜，极不安宁，刺激肠管使蠕动加快，引起消化不良、肚脐周围隐痛，这样会使孩子在睡眠中神经兴奋性不稳定而引起磨牙。

有蛲虫病的孩子，每当睡觉后蛲虫常爬到肛门口产卵，引起肛门瘙痒，孩子睡不安宁也发生夜磨牙现象。

2. 饮食因素

有挑食、偏食不良习惯的孩子易缺乏钙和维生素。有的孩子常是"早餐不愿吃，晚餐撑个死"，这种现象极易引起消化功能紊乱，因晚餐吃得多，睡觉时胃肠内仍积存有食物，胃肠道不得不加班工作，来完成消化吸收的任务。胃部在工作，也会引起面部的咀嚼肌自发性的收缩，牙齿便来回磨动。

3. 心理性因素

家庭不和、父母离异会使孩子心灵受到创伤；学龄儿童因功课紧，作业多，或学习不好遭到父母训斥；有的是晚上看电视有武打惊险镜头，这些都极易造成焦虑、压抑、烦躁不安、过度紧张等不良情绪，导致夜间发生磨牙现象。

4. 牙因素

口腔科医生发现，儿童在 7 ~ 12 岁是乳牙、恒牙的交替过程，如牙齿发育不好，上下牙接触时有的牙尖过高，咬面不平，因此造成的高点或障碍点是引起夜磨牙的重要原因。此外，佝偻病、神经衰弱、遗传因素等，都会引起夜磨牙。

防治有术：

对于夜磨牙，可针对原因进行防治。有蛔虫或蛲虫病，应及时驱虫。饮食上应合理调节膳食，粗细粮、荤素菜搭配，防止孩子营养不良，还要教育孩子不偏食、不挑食，晚餐不要过饱，以免引起胃肠不适。患有佝偻病的孩子请用维生素 D 及钙剂治疗，同时让孩子进行适量日光浴。家长应给孩子创造一

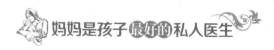

个舒适和谐、充满欢乐的家庭环境，消除各种不良的心因性因素，并配合心理治疗。有牙咬合不良的请口腔科医生进行治疗，此外，针刺治疗也有一定效果。也可在睡前服镇静药物，来降低或消除神经系统的兴奋性，减少或防止夜磨牙的发生，但是镇静药的副作用较大，一般不建议采用。

宝宝半夜哭闹怎么办

有的宝宝晚上睡觉总是哭吵，闹得年轻父母们疲惫不堪。到底有哪些原因会让宝宝哭闹不止呢？

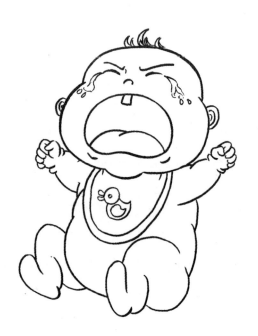

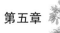

1. 长牙期的疼痛

提醒您注意的是，宝宝从 5 个月开始长牙，到 2 岁半长全，宝宝会因为长牙带来的不适而哭吵。注意观察宝宝的脸颊、下巴，如果有明显的口水引起的红疹、牙龈肿大、触痛及轻微发烧等，就要考虑是否有长牙疼痛困扰着宝宝。可以采用局部冷敷的方法缓解宝宝的不适。待宝宝牙齿长出后，睡眠会自然好转。

2. 憋尿而哭吵

有的宝宝，尤其是男宝宝，因憋了尿，膀胱饱满的刺激使宝宝感到不适，于是宝宝就会表现为睡觉不踏实、来回翻身、伴哭吵。解尿后，宝宝就会继续安静地睡觉。不要在宝宝临睡前半小时给宝宝进乳、喝水，否则，入眠后半小时~2 小时之间，宝宝会解尿 3~4 次。如果您掌握了宝宝解尿的时间规律，也可以主动在一定时间，提前给宝宝换尿布或把尿，这样就可以有效减少宝宝因憋尿引起的哭吵。

3. 小宝宝的鼻塞

有经验的妈妈会发现，小宝宝常会出现吃奶时的鼻塞，尤其是刚出生不久的宝贝，或是不幸感冒了的宝宝。宝宝鼻腔中有很大的鼻痂，会使鼻腔阻塞，迫使宝宝用嘴呼吸。这样，干燥的空气刺激咽部，造成咳嗽等不适，就会引起宝宝突然大哭。要学会用清水滴注或用器具清理鼻腔，软化鼻痂，清除鼻腔中的阻塞物后，宝宝才能顺利地吸吮，继续安然入眠。

4. 注意夜间温度

室内温度最好不要超过 24℃，太热或太冷，或穿的、盖的过多，使宝宝在睡眠中烦躁或把被子蹬掉，继而感觉寒冷，也会导致宝宝出现哭吵。

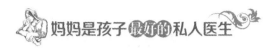

5. 空气中的刺激物

卧室中的刺激物，可能使宝宝的呼吸道发生过敏、阻塞，因而发生哭吵。刺激物可来源于香烟味、痱子粉、驱蚊花露水、油漆等。

6. 噪音

当宝宝处于浅睡眠阶段，或者处于从深睡眠进入浅睡眠的过程中，凡是突然的、音量大的、不熟悉的声音，均可以惊醒宝宝，引起大哭大闹。

7. 感冒

患感冒的宝宝半夜容易醒来哭吵。因为感冒可造成宝宝的呼吸道阻塞及全身的不适，应对症处理，尽快缩短病程，减轻症状。这时多给宝宝喝热水，喝新鲜果汁，必要时在医生的指导下，用减轻鼻塞的药物。可采用侧卧的睡眠方式。

8. 发烧

宝宝在发烧时，会不断哭闹。父母应在医生的指导下，合理应用解热的方法，给宝宝尽早的解热，进行降温护理，以免引起高热惊厥。

9. 患有肠道疾病

在炎热的夏、秋季节，宝宝经常会因吃东西不当引起过敏或腹部不适，常会在夜间焦躁不安，甚至哭闹。此时要注意宝宝的腹部有没有胀气、包块（包括粪块）或拒按的情况，如果有，父母应立即带宝宝去医院诊断，在医生的指导下服用药物。

10. 突然的母子分离

由于妈妈或看护人的突然离别、更换，造成宝宝情感上的不安全感和焦虑情绪，就会出现不明原因的半夜啼哭，且在白天很黏人。对于这种宝宝，监护人需多拍拍、抱抱，亲切地小声说话安抚宝宝，使宝宝尽快适应新的环境。

11. 父母、照顾者的情绪变化

如果是与宝宝接触最亲密的人，尤其是妈妈，情绪不稳定，比如，生气、沮丧、失眠、紧张和焦虑等，往往也容易"传染"给宝宝；如果有家庭关系变故、人员之间冲突或者搬家等情况，都会使孩子处于情绪紧张状态，因而哭吵。希望所有看护宝宝的人，爱护宝宝，不要把不良的情绪变化"接种"给还不懂事的小宝宝，影响宝宝一生的心理发育。

12. 过分的活动

宝宝神经系统发育还不完善，抑制功能较弱。所以，如果白天受到过强的刺激或晚上睡前有过过于激烈的活动，都会使宝宝在睡眠时大脑仍处于兴奋状态，因而引发在睡眠中的突然哭闹，似做噩梦一般。所以，注意在睡前不要让宝宝活动过多，使大脑兴奋性过高，以保证宝宝有一个好的睡眠。

宝宝睡觉打呼噜怎么办

一、为什么宝宝睡觉会打呼噜

睡觉打鼾是怎么回事？造成宝宝打鼾症状有多种原因，比如说遗传，妈妈如果颌骨异常，呼吸道狭窄，通常子女也如

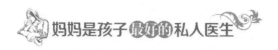

此，这样在睡眠过程中呼吸会受到阻碍。而呼吸道周边的一些腺体发生病变则是宝宝发生打鼾症状的主要原因。比如，扁桃体或腺样体发炎，出现肿大，宝宝入睡后肌肉放松，肿大的腺体就会暂时阻塞气道，通气受阻使得睡眠时不能经鼻呼吸而出现张口呼吸，结果是舌根后坠，随呼吸发出鼾声。

二、睡觉打呼噜对宝宝的危害

宝宝打鼾多是因为鼻咽部腺样体及扁桃体肥大或者有颅面结构的发育畸形。由于气道阻塞性病变较为明显，容易发生呼吸暂停，从而出现缺氧，影响宝宝的正常发育和学习，已经有报道称：严重的打鼾可以引起宝宝痴呆。所以，如果宝宝夜间打鼾，并有上课注意力不集中，嗜睡，记忆力下降，学习成绩差的特征，首先要到耳鼻咽喉科检查鼻咽及扁桃体。如果明显肥大，则要进行相应的治疗。

宝宝打鼾会使睡眠质量下降，影响身体的发育，特别是在智力方面，影响更大。对宝宝来讲，打鼾引起的睡眠呼吸障碍危害很大，会造成睡眠时间的改变，使睡眠的连续性中断，睡眠质量下降。而睡眠状态，特别是深睡眠状态下，正处于生长发育期的宝宝脑部会释放出大量的生长激素，以促进宝宝身体各个系统的生长发育，睡眠质量一旦下降，势必使释放的生长激素减少，影响发育，如个子矮小等。

另外，充分的睡眠对于宝宝神经系统的发育至关重要，睡眠障碍会使大脑经常出现一种缺氧状态，不仅使宝宝智力发育不好，也可能影响到大脑的其他方面，甚至包括心脏。

宝宝的骨骼，胸廓，肺功能都处于生长发育过程中，如果发生睡眠呼吸障碍，胸廓的负压增加，可能造成轻微的畸形，长大后成为疾病隐患。婴幼儿更要小心这种症状，因为一旦出现睡眠呼吸障碍，甚至可能造成婴儿在睡眠过程中因为过度缺氧而猝死。

三、宝宝晚上睡觉打呼噜怎么办

1. 均衡宝宝膳食，10 个月的宝宝要及时添加辅食，增加食物的多样性，合理喂养。

2. 要帮助宝宝增强体质，减少上呼吸道感染的概率。比如，多晒晒户外的阳光，呼吸新鲜空气，做做爬行小游戏，让宝宝身体结实起来。

3. 帮助宝宝及时清理鼻涕等分泌物，保持鼻子相对通畅。

4. 若宝宝仰面睡觉，有呼噜时，可尝试给宝宝换个睡姿，头部亦可用宝宝枕适当垫高。

5. 若呼噜症状较重时，要及时咨询医生，配合治疗。若腺样体肥大严重，也可选择手术治疗。

此外，预防宝宝打鼾还要注意在营养方面要保持均衡，防止因营养过剩而出现肥胖，保证他们作息时间的规律性，减少夜间的剧烈活动。同时要注意增强宝宝身体素质，减少罹患各种急慢性呼吸道传染病的概率，避免炎症引起的上呼吸道阻塞。

四、预防宝宝睡觉打呼噜的方法

1. 龙胆草、当归各 10 克。熬药方法：浸泡 1 小时以上，

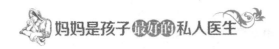

快火浇开，慢火 20 分钟，倒出药水后再用同样方法熬第二遍。两遍药水混在一起分两次服用。睡前服用，连服三晚有效。

2. 花椒 5～10 粒，每晚睡前用开水泡一杯水，待水凉透后服下（花椒不服下），连服 5 天。

3. 晚上睡觉前，用大拇指关节按揉眉心，鼻梁骨上面有个小洼的地方，多按一会儿。

4. 两手互相按虎口。

5. 大拇指指甲掐按食指指尖，靠外侧，距离指甲缝隙 2 毫米左右的地方，多按压一会儿。

宝宝想睡得香甜，该怎么吃

一、有助于宝宝睡眠的食物

宝宝的睡眠问题一直是家长头疼的事情，为了让宝宝睡得香甜，妈妈们使出了浑身解数，其实，单纯从饮食上，也可以改善宝宝的睡眠。

牛奶：牛奶中含有两种催眠物质，一种是色氨酸，能促进大脑神经细胞分泌出使人昏昏欲睡的神经递质——五羟色胺；另一种是对生理功能具有调节作用的肽类，其中的"类鸦片肽"可以和中枢神经结合，发挥类似鸦片的麻醉、镇痛作用，让人感到全身舒适，有利于解除疲劳并入睡。对于由体虚而导致神经衰弱的人，牛奶的安眠作用更为明显。

小米：在所有谷物中，小米含色氨酸最为丰富。此外，小米含有大量淀粉，吃后容易让人产生温饱感，可以促进胰岛素的分泌，提高进入脑内的色氨酸数量。

核桃：在临床上，核桃被证明可以改善睡眠质量，因此常用来治疗神经衰弱、失眠、健忘、多梦等症状。具体吃法是配以黑芝麻，捣成糊状，睡前给宝宝吃15克左右的核桃，效果非常明显。

葵花子：葵花子含多种氨基酸和维生素，可调节新陈代谢，改善脑细胞抑制机能，起到镇静安神的作用。晚餐后嗑一些葵花子，还可以促进消化液分泌，有利于消食化滞，帮助睡眠。

大枣：大枣中含有丰富的蛋白质、维生素C、钙、磷、铁等营养成分，有补脾安神的作用。晚饭后用大枣煮汤喝，能加快入睡时间。

蜂蜜：中医认为，蜂蜜有补中益气、安五脏、合百药的功效，要想睡得好，临睡前喝一杯蜂蜜水可以起到一定的作用。

醋：醋中含有多种氨基酸和有机酸，消除疲劳的作用非常明显，也可以帮助睡眠。

全麦面包：全麦面包中含有丰富的维生素B，它具有维持神经系统健康、消除烦躁不安、促进睡眠的作用。

二、不利于宝宝安睡的食物

众所周知，如果宝宝睡不好就会直接影响到他们的健康成长。很多时候妈妈们找不到宝宝睡不好的原因，却不知道是因为宝贝们的饮食出了问题，那到底有哪些不良饮食会影响到宝

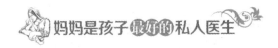

贝们的睡眠呢？

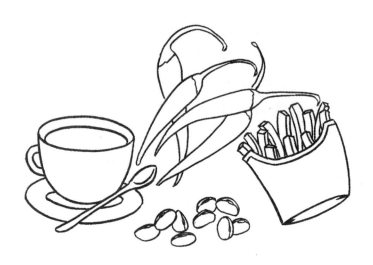

1. 油炸食物

孩子们天性喜欢香香脆脆的食物，油炸食物也就成了最大的诱惑之一，很少有孩子能拒绝油炸食物，就比如孩子们最喜欢的洋快餐麦当劳，在国内的市场，孩子们是最大的客户。吃了这些油炸食物，孩子们会变得食欲下降，消化不良，晚上睡不好，白天吃不香，对孩子们的健康成长造成阻力。为了孩子们的健康，家长们最好是少带或不带孩子们去吃这些油炸食物，在自己家里也要注意少吃或不吃油炸食物，以清淡营养的饮食为主。

2. 辛辣食物

有些地方可谓是无辣不下饭，大人吃辣椒，孩子也就跟着吃，结果孩子吃了之后生病上火，直接导致孩子健康受损，对孩子的睡眠质量造成影响。吃了辛辣食物之后，孩子晚上会因肠胃不适而睡不着，或是起来喝水，喝了水又不能好好睡，直接对宝贝们的睡眠质量造成影响。因此，建议家长们最好是和孩子分开做菜，大人的多一点辛辣没什么关系，孩子的食物之中一定要少放，以免对孩子的健康不利。

3. 胀气食物

有经验的老人和妈妈一般情况之下都不会给宝宝进食一些容易胀气的食物，尤其是晚餐，因为孩子吃了这些食物胃会不舒适，这样孩子就睡不好。大人都能感受得到，如果肠胃不适，睡在床上是一件很难受的事情，虽然孩子可能说不出来，但他们肯定会翻来翻去地睡不好，直接影响到他们的睡眠质量。一些豆类，面包类的食物，妈咪们要尽量避免在夜晚给孩子当消夜，吃了不消化，对健康不利，令孩子睡不好。

4. 咖啡因食物

年幼的孩子，父母最好是不要让他们养成喝咖啡或是浓茶的不良习惯，我们知道这一类食物会导致人体大脑处在兴奋之中，也就会直接影响到睡眠质量。有些父母觉得孩子喝点咖啡饮料无所谓，慢慢地孩子就爱上了咖啡浓茶，这可是对宝贝们健康有损的坏习惯，还是不要学的好。加上咖啡因会导致人体内钙质的流失，对孩子的健康成长和发育都是不健康的，建议父母要让孩子从小养成良好的饮食习惯，不要出现这样的不良饮食习惯。

从生理需要来看，小学生应该每天保证有 9~10 小时的睡眠，初中生应每天保证有 8~9 小时的睡眠。少儿的身心健康要从保证充足的睡眠开始，家长切莫等闲视之。

二、如何改善儿童睡眠不足

1. 保证睡眠时间，准时睡觉（人类最佳睡眠时间应是晚上 10 点至清晨 6 点，老年人稍提前为晚 9 点至清晨 5 点，儿童为晚 8 点至清晨 6 点）：处于发育期间的青少年至少要保证 7~8 个小时的睡眠时间。但由于学业负担和丰富的感受性，青少年为了学习赶夜车或为娱乐牺牲睡眠时间的情况非常普遍。这就要求青少年有良好的时间管理策略，对时间的分配进行规划，并有较强的处理事务和自制的能力，才能保证在最佳睡眠时间准时入眠。

2. 做好睡眠准备：睡前忌进食、饮用刺激性饮料、情绪过度激动、过度娱乐与言谈，保证心情的平稳与安适。

3. 注意睡姿：身睡如弓效果好，向右侧卧负担轻。研究表明，"睡如弓"能够恰到好处地减小心对人体的作用力。由于人体的心脏多在身体左侧，向右侧卧可以减轻心脏承受的压力，同时双手尽量不要放在心脏附近，避免因为噩梦而惊醒。此外不要蒙头大睡或张大嘴巴，睡时用被子捂住面部会使人呼吸困难，导致身体缺氧；而张嘴吸入的冷空气和灰尘会伤及肺部，胃部也会受凉。

4. 努力营造适于睡眠的环境。睡眠时光线要适度，周围的色彩尽量柔和，通风但不能让风直吹，尽量防止噪音干扰。由于一部分儿童可能生活在集体宿舍，因此营造好的睡眠环境

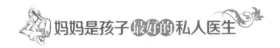

也需要儿童发挥人际沟通与协调能力，使得不同生活习惯的人都能大致协调同步。

5. 选择舒适的睡眠用品。舒适睡眠的第一要素，是要选择一个适合自己的好床垫，因为好的床垫不仅可以有效支撑身体的压力，还可以缓冲在睡眠中因为翻身造成的震动。睡前要摸摸床垫上是否有异物，有的话要立即拿掉；其次床垫不能过硬，因为床垫过硬会磨损儿童脊椎，对脊椎发育影响甚大。

6. 帮助孩子养成良好的睡眠习惯。

A. 每天都要准时睡觉，准时起床。

B. 床是用来睡觉的，看电视和看书报要到厅里去。

C. 白天要做体育活动，但在睡觉前不要锻炼。

D. 睡觉前不要饿肚子，但也不要吃得太饱。

E. 睡觉前不要喝太多水或饮料。

孩子做噩梦，如何应对

很多妈妈可能觉得孩子还小根本不会做噩梦，其实，孩子也是会做噩梦的。做了噩梦的孩子可能会哭闹或无法入睡，妈妈们需要学会分辨，不要觉得孩子晚上哭闹要么饿了，要么尿了。

所谓的"噩梦"又称梦魇，大约20%的宝宝会受其干扰，4～9岁年龄段为高发期。一般平均几夜就会出现一次噩梦，有时甚至一夜做好几回噩梦。就一夜而言，噩梦又多出现在入睡的两小时内与醒前的 3 小时内，中间段的睡眠较为安稳踏实。表现为宝宝突然从梦中惊醒，发出尖叫或哭泣声，脸上出现害怕、惊吓的表情，出冷汗，呼吸急促，心跳加快（心率可增加 25% ~49%）等。

宝宝做噩梦的原因有很多，比如说宝宝听到了一些恐怖的故事；或看了恐怖电影或电视；还有一种原因就是压力太大导致宝宝做噩梦。下面看看这些预防宝宝做噩梦的妙招吧。

妙招一：不要给宝宝讲恐怖故事

现在很多父母都注意到早教的作用，所以爸爸妈妈都会给孩子讲故事。有一点需要注意，父母给孩子讲故事是好事，可以培养孩子的语言能力和思维想象力，但是孩子们都是天真烂漫的，他们会把父母讲的故事当成真正发生的事情来理解，所以爸爸妈妈记得不要给孩子讲恐怖故事，恐怖故事不仅会让孩子做噩梦，还可能导致孩子出现焦虑或恐惧的心理。

妙招二：教育孩子时要营造良好氛围

每个宝宝学习新的知识都需要一个过程和时间，父母不能一股脑儿的把所有的知识都灌输给孩子，导致孩子压力太大。相反，父母在灌输知识给孩子时，应该采取循序渐进的办法，当孩子出错时，切记不可责骂孩子，而应该鼓励孩子。

妙招三：培养孩子良好的作息时间

孩子做噩梦和睡眠时间也有一定的关系。现在电子产品泛滥，很多孩子玩手机，玩电脑，打游戏，以致晚睡。晚睡也可能导致孩子做噩梦。所以，爸爸妈妈们自己也要给孩子做个好榜样，调整好自己的作息时间。

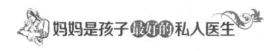

妙招四：不要给孩子看恐怖电影或电视

现在的小孩子也喜欢看电影或电视。但是恐怖电影或电视会被孩子们当成事实，以致日有所思夜有所梦，从而导致孩子做噩梦。作为父母，如果家里有小孩，自己想看恐怖电影或电视时一定要避开孩子，不然孩子看恐怖电影或电视后可会做噩梦哦。

妙招五：睡前让宝宝有愉悦感

孩子在睡前如果感觉开心、轻松，那么当他们进入梦乡后就很少会做噩梦。孩子做噩梦是很常见的事情，当孩子做噩梦后，妈妈一定要记得及时安抚宝宝。

第六章 按摩推拿，解决孩子小问题

按摩推拿，对孩子而言有很多好处，通过按摩推拿，能够激发小儿机体的自身调节作用，平衡阴阳、调和脏腑、疏通经络、行气活血、扶正祛邪，纠正经络的偏差，调整小儿的脏腑功能，增强小儿免疫功能来达到强身治病的目的。

小儿按摩十二种常用手法

　　现在小儿按摩已经很常见了，很多妈妈都在为自己的孩子学习一些按摩的手法。下面我们一起来看看有关小儿按摩的十二种常用手法吧！

一、推法（直推；分推；旋推）

　　推法为小儿按摩常用手法之一。它分直推、分推、旋推三种方式。这三种方式各有各的作用。其中，旋推为补，直推为清为泻（向指根方向）；往上推为清，往下推为补。

　　1. 直推法。以拇指端外侧缘或指面，或食、中二指指腹，或以掌根在穴位或一定部位上作直线向前推动。

　　2. 分推法。用双拇指指面，自穴位向两旁分向推动。

　　3. 旋推法。用拇指指面在穴位或一定部位上做频频旋转推动。

二、运法

　　用拇指或食、中、无名指面在穴位或一定部位上，由此往彼作弧形或环形运转。此法有顺运为泻，逆运为补，左运汗，右运凉及左转止吐，右转止泻等说法。

三、揉法（指揉法；掌揉法；鱼际揉法）

1. 指揉法。用拇指或食指端，或用食、中、无名指端着力，紧紧吸附在穴位上并回环揉动，称指揉法。

2. 掌揉法。用掌根大、小鱼际部着力在穴位上回环旋转揉动，称掌揉法。

3. 鱼际揉法。仅用大鱼际部着力，在其穴位上回环频频揉动，称鱼际揉法。

四、按法

用拇指腹或掌根在一定部位或穴位上逐渐用力向下按压，称按法。操作时常与揉法结合而用，称按揉。

五、摩法

摩法是小儿按摩常用手法之一。分指摩法、掌摩法和旋摩法三种。有顺摩为补，逆摩为泻；掌摩为补；指摩为泻；缓摩为补，急摩为泻等说法。

1. 指摩法。食、中、无名等三指腹在穴位或一定部位上连续的回旋抚摩，称指摩。

2. 掌摩法。用掌心在穴位或一定部位上回旋抚摩，称掌摩。

3. 旋摩法。用双手全掌指面着力，自患儿下腹部开始沿升结肠、横结肠、降结肠的解剖方向，两手一前一后作交替旋转运摩，称旋摩法。

六、掐法

掐法为小儿按摩常用手法之一。用拇指甲用力掐入穴内以不掐破皮肤为宜。

七、拿法

拿法是小儿按摩常用手法之一。用拇指指端和食中二指指端，或用拇指指端与其余四指指端相对用力提捏筋腱。后者又称五指拿。

八、捏法

捏法正位手势

捏法为小儿按摩常用手法。分捏脊法和挤捏法两种。

1. 捏脊法。用双手拇指和食指作捏物状手形，自腰骶开始，沿脊柱交替向前捏捻皮肤；每向前捏捻三下，用力向上提一下，至大椎为止，然后以食指中指无名指端沿着脊柱两侧向下梳抹；每提捻一遍随后梳抹一遍。在操作时，所提皮肤多少和用力大小要适当，而且要直线向前，不可歪斜。

2. 挤捏法。用双手拇指与食、中、无名指指端自穴位或部位周围向中央用力挤捏，使局部皮肤红润和充血为止。

九、搓法

用双手掌心相对用力，挟住一定部位，然后双手交替或同时用力快速搓动，并同时作上下往返的移动，称为搓法。

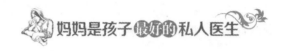
十、擦法

用拇指外侧缘或用食、中、无名指面在体表一定部位或穴位上来回摩擦。擦法又分指擦、掌擦和鱼际擦三种。

十一、抹法

用单手或双手拇指面紧贴皮肤，作上下或左右往返移动，移为抹法。

十二、捻法

用拇指、食指面，捏住一定部位，作对称的用力捻动，称为捻法。

小儿按摩有什么好处

很多妈妈都愿意给自己的孩子进行按摩，因为给孩子按摩有很多好处，这些好处可以概括为：平衡阴阳、调和脏腑、疏通经络、行气活血、扶正祛邪。

具体表现为：

一、提高小儿机体各项功能

穴位与经络的治疗功能，已被世界各地的人们所接受和承认。穴位即为经络上的最重要点，通过刺激穴位，就可以起到调整经络气血、阴阳平衡的作用。正气自然充足，正气存内，则邪不可干，也就是抵抗力增强，得病的机会相应减少。大量的临床实践证明，小儿按摩确有增强免疫功能的作用，同时，还可以保证小儿气血充盈，饮食不偏，食欲旺盛、发育正常等。

二、缓解、解除小儿病痛

如果小儿有病，按摩小儿身体的某一部位，通过经络的联系，使其体内相应的脏腑产生相应的生理变化，从而达到治疗疾病的作用。小儿按摩治疗范围很广，可以对发热、感冒、咳嗽、哮喘、流口水、腹痛、腹泻、便秘、厌食、疳积（营养不良）、夜啼、遗尿、近视、小儿肌性斜颈等多种常见病有良好的治疗作用。

三、未病先防，提高小儿对疾病的抵抗力

按摩对小儿强身防病的功能，主要体现在两个方面：

1. 未病先防：通过按摩，小儿气血调和，经络通畅、阴阳平衡、正气充足，因此可以起到不得病、少得病的功效。

2. 防病转变：小儿得病后转变较快，易发生危急状态，小儿按摩可以起到预防发病、防止转变以及发生危急病症的作用。

小儿常见疾病推拿手法

推拿按摩是中医的一种，多用于帮人缓解疲劳和作为娱乐休闲的项目使用，其实推拿按摩也是可以用于治病的，按摩可以使血液流动的更为顺畅，血液流动得快了，身体的疾病自然就会得到改善。

小儿推拿的穴位有点状穴、线状穴、面状穴等，在操作方法上强调轻快柔和、平稳着实，注重补泻手法和操作程序，对常见病、多发病均有较好疗效，对消化道病症疗效尤佳。

由于小儿肌肤娇嫩、神气怯弱，因此在推拿治病时，特别要注意手法，强调轻柔、渗透，要求轻快柔和，平稳着实。

小儿推拿的基本手法有很多，每种手法都是需要长久的练习才能练就出来的。除了会这些按摩手法之外，还要知道按摩的固定流程，能够摸清人身体上的穴位。了解每个穴位的作用。

一、小儿常见疾病推拿手法

小儿疾病的常见症状为泄泻、呕吐、厌食、发热、咳嗽等，可四诊合参，按照中医儿科学辨证。现以小儿泄泻为例，试述推拿选穴。可根据病史及大便性状初步判断证型。

泄泻的基本推拿处方为：推脾经、推大肠、揉脐、摩腹以调和脾胃，助运化湿；运内八卦以调中理气，并加强其他手法；推上七节骨，揉龟尾以调中止泻。

1. 伤食泻

证见泄泻前有伤食病史，大便量多，气味酸臭，常夹不消化食物残渣，伴口臭、腹胀，多为伤食泻。治则健脾消食，调腑止泻。

推拿推脾经用补法，推大肠用清法。加揉板门，揉中脘，揉天枢。

2. 寒湿泻

证见大便稀薄多沫，甚如水样，色淡臭味小，苔薄白或白腻，伴恶寒发热、鼻塞流涕等症，多为寒湿泻。治则健脾化湿，温中止泻。

推拿推脾经及推大肠均用补法。加推三关，揉外劳宫。

3. 湿热泻

证见大便水样或蛋花样，泻下急迫，大便臭秽，量多次频，或夹黏液，伴发热、烦躁口渴等症，多为湿热泻。治则清热化湿，调腑止泻。

推拿推脾经及推大肠均用泻法。加清小肠，推六腑，揉天枢。

4. 脾虚泻

证见泄泻日久不愈，大便稀溏，色淡不臭，夹不消化食物残渣，多于食后作泻，伴形体消瘦、乏力等，多为脾虚泻。治则健脾益气，固肠止泻。

推拿推脾经及推大肠均用补法。加推三关，捏脊，按揉足三里。

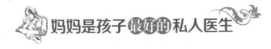

5. 脾肾阳虚泻

证见泄泻日久不愈，或五更泻明显，伴畏寒肢冷等阳虚表现，多为脾肾阳虚泻。治则温补脾肾，固肠止泻。

推拿推脾经及推大肠均用补法。加揉二马，补肾经。

二、小儿推拿禁忌

1. 皮肤发生烧伤、烫伤、擦伤、裂伤及生有疥疮者，局部不宜推拿。

2. 某些急性感染性疾病，如蜂窝织炎、骨结核、骨髓炎、丹毒等患者不宜推拿。

3. 各种恶性肿瘤、外伤、骨折、骨头脱位等患者不宜推拿。

4. 某种急性传染病，如急性肝炎、肺结核病等患者不宜推拿。

5. 严重心脏病、肝病患者及精神病患者，慎推拿。

推拿按摩能调节小儿脾胃

推拿按摩，是中医常见的一种物理治疗方法，具有疏通经络，调整脏腑的作用。如果妈妈能坚持对宝宝进行推拿按摩，可健体强身，增强其对疾病的抵抗能力。这里介绍一种治疗宝宝胃口差、消化不良的家庭小儿推拿按摩保健方法。

一、调节小儿脾胃的手法

1. 按揉推四横纹：四横纹穴位于手掌面食、中、无名、小指的第一指间关节横纹处。操作时，操作者左手握住小儿的手指，用右手食指或中指指端分别按揉四横纹穴，约 2～3 分钟；也可推四横纹穴，将小儿四指并拢，操作者用右手拇指自小儿的食指横纹处推向小指横纹，推 50～100 次。具有调中行气、和气血、除胀满的作用。

2. 按揉推板门穴：板门穴位于小儿手掌大鱼际处。操作时，操作者左手握住小儿的手指，用右手拇指蘸滑石粉，按揉板门穴。按揉时，顺、逆时针皆可；也可使用推法，由拇指指根推向腕横纹可止泻，由腕横纹推向拇指指根能止呕，来回推可调整脾胃功能。按揉 2～3 分钟，推 50～100 次。

3. 推脾经穴：脾经穴在小儿拇指桡侧面。操作时，操作者左手中指或无名指夹住小儿左手四指，再以拇指与中指捏住小儿拇指，操作者用右手拇指蘸滑石粉后，直推小儿脾经穴，从拇指指尖推向拇指根，推 50～100 次，单方向直推，不宜来回推。具有健脾和胃的作用。

4. 按摩掌心：操作时，操作者左手握住小儿的手指，用右手拇指蘸滑石粉，按摩小儿掌心 50～100 次，按揉时，顺、逆时针皆可。

5. 腹部按摩：小儿采取平卧位，操作者用右手四指或手掌，在小儿腹部，以脐为中心，作圆周运动。顺大肠方向为泻，适宜大便偏干者；逆大肠方向为补，适宜大便偏稀者；一般多选顺、逆各半，约按摩 50～100 次。操作时，手法不宜

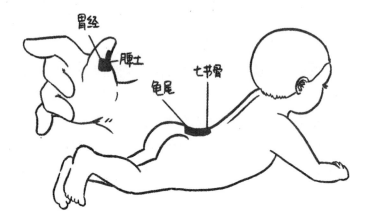

过重，应轻重适宜；操作者的手不宜过凉，应温暖。具有调脾和胃的作用。

6. 足底按摩（揉涌泉穴）：涌泉穴在脚心，屈趾时，足掌心前正中凹陷中。操作者用中指、食指或拇指指端揉该穴，按揉时，顺、逆时针皆可。按揉2~3分钟。具有止吐泻，调脾胃的作用。

二、注意事项：

1. 小儿推拿按摩的手法应轻重适宜，不要让宝宝觉得不舒服。

2. 每天推拿按摩约5~10分钟即可，应坚持三个月以上，效果较好。

3. 推拿按摩时，室内温度应在22摄氏度以上，防止宝宝着凉。

4. 本手法不宜在饭前空腹或饭后立即进行。

儿童感冒发烧的穴位按摩

发高烧，相信每一个人都有过发高烧的经历，额头滚烫、头晕目眩，严重时不仅浑身疼痛，甚至烧到意识模糊、发生抽搐。人的正常体温约37.2℃左右。除非体温超过38.5℃（成年人）或39℃（小孩），否则无需太过紧张。

发高烧本身不是疾病，而是一种症状，它提醒你的身体可能有疾病出现了。事实上，散热对身体有好处，这个体内的防御措施有消灭外来病菌的功用。如果温度没有上升太高，不妨让它自然散热，如此有助于排除毒素。

一、发烧的穴位按摩

1. 天河水（要穴）：尺、桡沟，从远端至近端用布擦。用温水或凉水（也就是把手抻直，手掌向上，从手腕到手肘中间的沟）。

2. 清肺经：手无名指腹。两只手都有，都要按摩，从手指近端向远端推（注意这个穴位到儿童六岁就消失了）。

3. 开天门：用拇指推印堂至发际（推到发红，不要把宝宝的皮肤推破）。

二、风寒感冒的穴位按摩

风寒感冒：症见恶寒重，发热轻，无汗，头痛，四肢关节

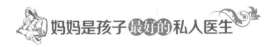

酸痛，鼻塞，流清涕，咳嗽，咳痰清稀，舌质淡，苔薄，白。

常用手法：①重推三关穴500次。②揉外劳宫100次。

三、不同症状，不同穴位按摩法

1. 穴位：外劳宫（外劳）

位置：手背中央与内劳宫相对处。

操作：用拇指或中指端揉之，约揉50～100次。

主治：风寒感冒，腹痛，腹胀，腹泻，肠鸣等。

2. 穴位：肩井

位置：在大椎与肩峰连线中点，肩部筋肉处。

操作：用两手拇指与食指相对用力捏拿肩上大筋，称拿肩井，约捏拿5～10次。

主治：感冒，惊厥，肩背部疼痛。

3. 穴位：两扇门

位置：在手背中指根两侧凹陷中。

操作：用两拇指甲掐揉之，掐5～10次，揉100～300次。

主治：惊风，昏厥，身热无汗。

4. 穴位：肺经（肺金）

位置：无名指掌面。

操作：①补肺经：在无名指面上旋推，约补200～400次。

②清肺经：面向指根方向直推，清200～400次。

主治：发热，咳嗽，气喘，胸闷，咽喉肿痛等。

5. 穴位：天河水

位置：前臂内侧正中，自腕横纹至肘横纹呈一直线。

操作：用食、中二指腹自腕横纹推向肘横纹，约推100～

500 次。

主治：发热，烦躁不安，口渴，口舌生疮，惊风等一切热证。

6. 穴位：大椎

位置：在第七颈椎与第一胸椎棘突之间。

操作：以中指端按揉，或用拇指与食、中、无名等指作对称用力，捏挤大椎。按揉约 100 ~ 300 次，捏挤 10 ~ 15 次。

主治：咳嗽、胸闷。

7. 穴位：天突

位置：胸骨上窝正中。

操作：用拇指或中指按揉。约 15 ~ 30 次。

主治：咳嗽气喘，胸闷，恶心，呕吐等。

8. 穴位：丰隆

位置：外踝上 8 寸，胫骨前缘外侧 1.5 寸，胫腓骨之间。

操作：用拇指或中指端揉之。约 1 ~ 3 分钟。

主治：痰多，气喘，胸闷等。

9. 穴位：小横纹

位置：在掌面小指根下掌纹尺侧头。

操作：用拇指或中指端按揉，约揉 100 ~ 300 次。

主治：气管炎，百日咳，肺炎等。

10. 穴位：膻中

位置：两乳头连线之中点。

操作：分揉法和推法，揉用中指端按揉，约揉 50 ~ 100 次。

推用双手拇指腹自膻中穴向外分推，约 50 ~ 100 次。

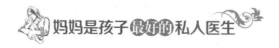

主治：胸闷，咳喘、吐逆，心悸等。

11. 穴位：心经（心火）

位置：中指掌面。

操作：①补心经：在小儿中指面作旋推，约补 100 ~ 200 次。②清心经：指尖向指根直推，清 100 ~ 300 次。

主治：高热神昏，烦躁，夜啼，口舌生疮，小便短赤等。

12. 穴位：涌泉

位置：足掌心前 1/3 与 2/3 交界处。

操作：用拇指腹自足跟推向足尖，称推涌泉。推 100 ~ 500 次。

用拇指端在穴位上按揉，称揉涌泉，揉 30 ~ 50 次。

主治：发热，呕吐，腹泻，五心烦热。

13. 穴位：板门

位置：手掌大鱼际部。

操作：用拇指端在大鱼际中点按揉，约揉 200 ~ 400 次。

主治：食欲不振，四肢乏力，积滞，阻泻，腹胀等。

14. 穴位：中脘

位置：脐上 4 寸（胸骨下端至脐连线之中点）。

操作：①揉中脘法：用指端或掌根在穴上揉，约揉 2 ~ 5 分钟。②摩中脘法：用掌心或四指摩中脘，约 5 ~ 10 分钟。

主治：泄泻，呕吐，腹痛，腹胀，食欲不振等。

15. 穴位：足三里

位置：外膝眼下 3 寸，胫骨外侧约一横指处。

操作：用拇指端按揉。约 1 ~ 3 分钟。

主治：腹胀，腹痛，食欲不振，泄泻，便秘，四肢无力等。

16. 穴位：虎口（合谷）

位置：拇、食两指之间凹陷中，第二掌骨之中点边缘处。

操作：用拇指按揉或拇、食二指对称拿之。约拿 3 ~ 5 次，揉 100 ~ 300 次。

主治：风寒感冒，口眼歪斜，牙痛等。

17. 穴位：太阳

位置：在两眉梢后凹陷处。有左为太阳，右为太阴之说。

操作：两拇指或两中指端分别在左右两太阳穴上揉动。

向前揉为补，向耳后揉为泻。揉 30 次。

主治：外感发热，头痛，头晕。

18. 穴位：脊柱

位置：大椎至尾椎成一直线。

操作：用食、中二指腹或掌根自上向下直推，称推脊柱，约推 100 ~ 300 次。

主治：脱肛，便秘，泄泻等。

19. 穴位：脾经（脾土）

位置：拇指桡侧面。

操作：①补脾经：使患儿拇指微屈，操作者以拇指面沿患儿拇指桡侧缘向掌根直推。②清脾经：在小儿拇指面上直推，约推 100 ~ 300 次。

主治：消化不良，腹泻，呕吐，疳积，四肢无力等。

20. 穴位：中脘

位置：脐上 4 寸（胸骨下端至脐连线之中点）。

操作：①揉中脘法：用指端或掌根在穴上揉，约揉 2 ~ 5

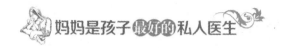

分钟。②摩中脘法：用掌心或四指摩中脘，约 5～10 分钟。

主治：泄泻，呕吐，腹痛，腹胀，食欲不振等。

脑震荡后遗症的推拿治疗法

脑震荡是指头颅受外部暴力、撞击，跌碰后产生的神经病变症候群。若经久不愈，症候群反复发作，则为后遗症。脑震荡后遗症患者大都出现以头痛为突出的症状，疼痛性质为胀痛、钝痛、紧缩痛或搏动样痛，头痛可因用脑、震动、污浊空气、人多嘈杂、精神因素而加重，另常伴有失眠、记忆力减退、烦躁、易激动、对外界反应迟钝，以及眩晕、无力、心慌、气急、恶心等。脑震荡后遗症应该如何治疗呢？

一、脑震荡后遗症的推拿治疗法

脑震荡后遗症患者取坐势，妈妈站在孩子背后，一手扶住前额，另一手用拿法自前发际至枕后往返 3～5 次。

随后拿风池、脑空，按前用两手拇指罗纹交替抹颈部两侧胸锁乳突肌，自上而下 7～10 次。

妈妈站于孩子前，两手拇指分别抹印堂，按睛明，抹迎香、承浆。

接着再用拇指偏峰推角孙穴，交替进行，自耳前向耳后直推 15 次左右。

再用双手掌进行，自耳前向耳后直推 15 次左右。

再用双手掌根对按枕后，用掌根拍击法，拍击囟门 3 次，随后可配合湿热敷头顶，结束治疗。

提高宝宝睡眠的按摩法

在如今，很多妈妈都在为孩子睡眠问题困扰着，因为她们知道：睡眠，对一个孩子的成长是十分重要的，所以必须要足够重视。那么，睡眠到底对孩子起什么作用呢？

首先，有非常明显的益智、促进智力发育作用。有研究证明，睡眠比较好的婴儿智商发育是比较好的。稍微大一点的孩子，睡眠对孩子的记忆力、创造力、精神状态方方面面都有很好的作用。

其次，睡眠对宝宝有很好的促进生长发育的作用。有研究证明，生长激素 70% 左右都是夜间深睡眠的时候分泌的。有些孩子睡眠特别不好，超过三个月到半年以后，孩子的身高会逐渐出现偏低，这是因为睡眠障碍、生长激素分泌不足引起的。当然，饮食、运动、心理等对身高体重的增长也有很大的作用，但是睡眠也是一个很主要的因素。

最后，睡眠有储能作用，即储备能量供人体完成白天的活动。睡眠对情绪状态也有很大的影响，小婴儿也好，大孩子也好，如果缺乏睡眠或睡眠质量不高，会有易怒、烦躁、行为障碍、记忆力减退、活动能力降低等情况，还容易发生意外伤害。所以说良好的睡眠对孩子是非常重要的。

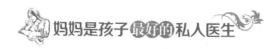

下面就介绍几个有助孩子睡眠的按摩方法：

1. 浴面：将两手上下搓热，再将掌心贴于脸上，上下按摩 3 次。

2. 梳头：用两手十个指头从前发际插入头发中，向后梳理至后发际 3 次。

3. 颈部：用一手四指并拢的指腹和掌面反复斜擦颈部 3 遍，两手交替进行。

4. 按摩全腹：一手掌心紧贴腹部，另一手掌心按于手背上，以肚脐为中心，由里至外按揉 3 周，再由外至里按揉 3 周。

5. 拍四肢：用虚掌，平稳而有节奏地拍打四肢。用左手拍右上肢从肩至手指 3 次，右手掌拍左上肢从肩至手指 3 次。用左手掌拍左下肢、右手拍右下肢，从腿至脚腕各 3 次。

穴位按摩治小儿便秘

便秘是指大便秘结不通，或排便时间过长，或有便意而排出困难。食物进入胃肠，经过消化、吸收最终将残渣变成粪便排出体外大约需要 24~48 小时，由于每个人的情况各不相同，排便习惯明显不同，有的人每日或 2~3 天大便 1 次，也有一些人一天大便 2~3 次，虽然排便间隔或次数不同，但只要大便不稀，不干燥，排便时不费力，都属于正常状态而不属于便秘。婴幼儿便秘很常见，可用按摩加以防治。

推拿处方：分推腹阴阳、摩腹、摩脐、揉中脘、揉天枢、按揉足三里、揉膊阳池、清大肠、按揉脾俞、按揉胃俞、按揉大肠俞、推下七节骨、揉龟尾；若为实秘则加运内八卦（顺运八卦）、推六腑（退六腑）、搓摩胁肋；若为虚秘加补脾经、补肾经、推三关、揉上马（二马，二人上马）、掌揉背部膀胱经、捏脊。

一、婴幼儿仰卧位，施行以下手法：

1. 分推腹阴阳

按摩者以拇指自中脘穴向两旁斜下方即肋弓边缘分推50～100次。

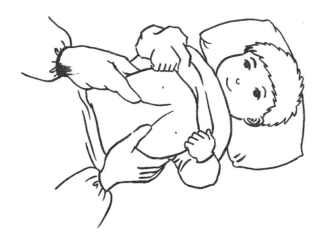

2. 摩腹

按摩者用四指或全掌摩于婴幼儿整个腹部3～5分钟。

3. 摩脐

按摩者用食指、中指、无名指三指指腹环摩婴幼儿脐部

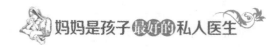

50～100 次。

4. 揉中脘

按摩者以右手中指指腹按顺时针方向揉婴幼儿中脘穴（脐直上 4 寸），施术 50～100 次。

5. 揉天枢

按摩者用拇指按顺时针或逆时针方向揉动婴幼儿天枢穴（脐两侧旁开 2 寸），50～100 次。

6. 按揉足三里

按摩者用拇指按揉婴幼儿足三里穴（膝盖外侧陷凹下行 3 寸），约 50～100 次或 3～5 分钟。

7. 揉膊阳池

按摩者一手托住婴幼儿之手，使其掌心向下，以另一手拇指或中指指端揉婴幼儿膊阳池（一窝风后 3 寸）50～100 次。

8. 清大肠

按摩者使婴幼儿手掌侧放，以另一手拇指桡侧面或指腹，自婴幼儿虎口沿桡侧缘直推至食指尖 50～100 次。

二、婴幼儿俯卧位，施行以下手法：

1. 按揉脾俞、胃俞

（1）按摩者可用拇指指端揉婴幼儿脾俞穴（在第十一胸椎棘突下，旁开 1.5 寸），各 3～5 分钟。

（2）按摩者可用拇指指端揉婴幼儿胃俞穴（在第十二胸椎棘突下，旁开 1.5 寸），各 3～5 分钟。

2. 按揉大肠俞

按摩者用两拇指按揉婴幼儿大肠俞穴（第四腰椎棘突下，

旁开1.5寸），3~5分钟。

3. 推下七节骨

按摩者用食、中二指指面自上向下直推，即自婴幼儿第四腰椎命门穴至长强穴50~100次。

4. 揉龟尾

按摩者可用拇指指端或中指指端揉婴幼儿尾椎骨末端，50~100次，以产生温热感为度。

三、若为虚秘，婴幼儿俯卧位，加以下手法：

1. 补脾经

按摩者以一手握住婴幼儿的手，使其掌心向上，以另一手拇指自婴幼儿拇指指尖推向指根方向，即沿拇指桡侧赤白肉际直推50~100次。

2. 补肾经

按摩者以一手握婴幼儿的手，使其掌心朝上，以另一手拇指指端，自婴幼儿小指指尖向小指指根方向推小指末节掌面之螺纹面50~100次。

3. 推三关

按摩者一手握住婴幼儿的手，用另一手拇指或食、中指指腹沿婴幼儿前臂桡侧自腕横纹推向肘横纹50~100次。

4. 揉上马（二马）

按摩者以一手握住婴幼儿的手，以另一手食指或中指指端揉婴幼儿上马穴（手背无名及小指掌指关节后凹陷中）50~100次。

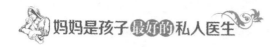

5. 掌揉背部膀胱经

按摩者以掌根轻揉婴幼儿背部脊柱两侧肌肉，以手下有热感为度。

6. 捏脊

以拇指指面与其余四指指面相对用力，由尾部向颈部大椎，沿婴幼儿背部正中线以及两旁的肌肉向上轻轻提捏 3 ~ 5 遍。

第七章 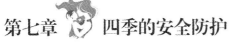 四季的安全防护

　　一年分为四季，四季的气候特点各有不同，成长中的小孩子需要妈妈的精心呵护，悉心照料，才能"安全"过四季。因此，妈妈们要根据四季的气候变化，来为自己的孩子选择饮食，增减衣物，预防当季流行病，呵护孩子健康成长。

春季减少孩子生病的注意事项

俗话说得好："一日之计在于晨，一年之计在于春。"春天到了，万物都会渐渐苏醒，人们也从寒冬冷月走了出来。很多女人都喜欢这充满朝气的春天，可是在结婚有了孩子之后，很多女人又害怕这春天的到来。这是为什么呢？因为春天气候变化无常，是各种流行病高发期，只要稍不注意孩子就容易患上感冒、咳嗽等上呼吸道感染，从而让妈妈着急万分。

尽管害怕春季，但是春季总会到来，那么如何在春季中减少孩子生病的现象呢？妈妈们可以注意以下事项：

一、让孩子有充足的睡眠

孩子的睡眠状态和时间对宝宝的身心发育起着至关重要的作用。有些人初为人母，虽然懂得这个道理，但却并不知道该如何做，于是，就按大人的作息时间来养育刚出生的孩子。其实，孩子和大人的睡眠时间是不一样的，在 2 岁以前，孩子平均每天的睡眠时间要保障在 12 小时以上。

二、对孩子的饮食进行合理安排

合理的饮食对宝宝的生长发育，增强免疫力至关重要。一

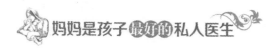

定要供足营养，这样宝宝才能健康成长。妈妈可以根据宝宝的饮食喜好，来做一些好吃的，满足宝宝的胃口。当然也要适当，不论什么东西，宝宝再爱吃，也要有个度，注意其他营养的补充。

三、适当地增减孩子的衣服

俗话说"春捂秋冻"，祖先留下来的经验是有道理的。

新春伊始，气温不稳定，忽冷忽热。宝宝年龄尚小，还不能自行调节温度来适应气候变化。面对这种变化，就需要通过衣服来保护孩子。当气温升高时，适当为孩子减减衣服，当温度降低时，适当给宝宝添加衣服。添减衣服的原则以宝宝后背不出汗和手脚冰凉为准（大人手摸上去温度差异不明显）。如果发现宝宝后背出汗说明衣服穿得过多，应适当减少，如果发现宝宝手脚凉，说明衣服穿得过少，应适当增加。掌握好这个原则，就很容易判断。

四、保持空气新鲜、定期消毒

冬天天气寒冷，孩子的活动空间基本以室内为主，长时间待在室内，室内空气质量明显下降。春季到了，细菌和病毒滋生，室内就要经常开窗通风，保持室内空气流通。上午最好在9：00~11：00之间，下午在2：00~3：00之间开窗通风。

每天除了开窗通风外，还要保持室内的整洁卫生，病毒高发期时，还可以对家里搞搞消毒措施。妈妈如果做好下面几件事对于预防流感非常有帮助。

1. 给宝宝养成勤洗手的好习惯。

2. 教育小朋友除了吃饭和洗澡，尽量不要让手和脸部的任何部位接触，比如尽量不要让孩子揉眼睛，挖鼻子等等。

3. 每天用温盐水或漱口水漱口两次。盐水则可以有效地防止病毒增生。

4. 每天至少用棉球蘸温盐水洗一次鼻腔，用力用鼻子呼气一次，这样会有效地降低鼻腔里病毒数量。

5. 每天多吃一些富含维生素 C 的食物以增强自己的免疫力。

6. 尽量多喝水，喝水会将喉咙里的病毒冲进胃里，稀释了喉咙处的病毒，流感病毒在胃里是不能繁殖的。

另外，孩子在患病期间可以配合中医按摩方法改善支气管炎，按摩方法：

两手大拇指指腹自眉心交互推至前发际，推 20 次左右。

用大拇指按摩孩子手掌心，以掌心内八卦处作旋转按摩，左右手分别 1~2 分钟。

用大拇指推脾经、肺经各 100 次。

五、锻炼身体，健全体魄

天气好的时候，可以多带孩子到户外走一走，寻找春天，同时也寻找快乐。户外活动的好处大家都知道：一来呼吸新鲜空气，二来多晒太阳，三来保证孩子心情愉快，更重要的，让孩子们在郊外多跑多跳，既增强了体质，又锻炼了体格，还训练了耐力与韧性，更能增加孩子与别的小朋友交流互动的机会，培养了孩子的交际能力，一举数得。

春季，宝宝饮食怎么吃

一、春季，宝宝饮食注意事项

注意事项一：营养摄入丰富均衡

草长莺飞，生机勃勃，春天是万物生长的季节，也是宝宝们长身体的最佳时机，因此，妈妈们一定要注意宝宝每日营养摄入的丰富与均衡。

钙是必不可少的，应多给宝宝们吃一些鱼虾、鸡蛋、牛奶、豆制品等富含钙质的食物，并尽量少吃甜食、油炸食品及碳酸饮料，因为它们是导致钙质流失的"罪魁祸首"。

蛋白质也是不可或缺的，鸡肉、牛肉、小米都是不错的选择。

春季宝宝们对维生素的需要量也大大增加，各种蔬菜中富含大量维生素及微量元素，应该多吃；还有，适当的脂肪摄取，对宝宝们的成长发育也是很有益处的，建议多让他们吃一些核桃、芝麻、花生等坚果，以补充植物性脂肪。

注意事项二：天气干燥，谨防上火

春天多风，天气干燥，妈妈们一定要注意及时为宝宝补充水分，除了日常饮水外，还可以给1岁以上的宝宝适当喝一些蜂蜜水，既可清肺又可润肠。

另外，还要注意尽量少让宝宝吃膨化食品和巧克力，以免上火；荔枝、橘子等温性水果也不易食用过多。

注意事项三：过敏宝宝慎选食物

春季宝宝易发过敏，所以饮食上需要特别注意，尤其是那些过敏体质的宝宝更要小心食用海鲜、鱼虾等易引起过敏的食物。

二、宝宝春季饮食排行榜

1. 黄瓜

黄瓜中含有纤维素，对促进肠蠕动、加快排泄和降低胆固醇有一定的作用。吃黄瓜可以利尿，有助于清除血液中像尿酸那样潜在的有害物质。黄瓜味甘性凉，具有清热利水、解毒的功效。对胸热、利尿等有独特的功效，对除湿、滑肠、镇痛也有明显效果。

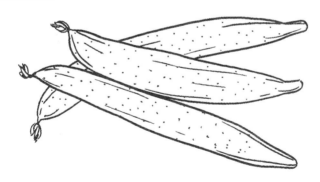

2. 黑木耳

木耳中所含的一种植物胶质，有较强的吸附力，可将残留在人体消化系统的灰尘杂质集中吸附，再排出体外，从而起到排毒清胃的作用。

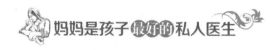

3. 莲藕

莲藕有利尿作用，能促进体内废物快速排出，借此净化血液。煮熟后由凉变温，有养胃滋阴，健脾、益气、养血的功效，是一种很好的食补佳品，特别适合因脾胃虚弱、气血不足而表现为肌肤干燥、面色无华的人。

4. 地瓜

地瓜所含的纤维质松软易消化，可促进肠胃蠕动，有助排便。因为它含有丰富抗氧化的维生素 C、β 胡萝卜素，及足足超过糙米 2 倍的维生素 E，更有 40% 以上的纤维，可以预防便秘、排宿便。

5. 绿豆

绿豆具有清热解毒、除湿利尿、消暑解渴的功效。由于绿豆富含维生素 B、葡萄糖、蛋白质、淀粉酶、氧化酶、铁、钙、磷等多种成分，常食能帮助排泄体内毒素，促进机体的正常代谢。是清热解毒的佳品，味道清香，老少咸宜。

6. 樱桃

樱桃营养丰富，其铁的含量尤为突出，超过柑橘、梨和苹果 20 倍以上，居水果首位。樱桃性温，味甘微酸，具有补中益气，调中益颜，健脾开胃的功效。春食樱桃可发汗、益气、祛风。但樱桃属火，不可多食。

7. 菠菜

菠菜以春季为佳，其根红叶绿，鲜嫩异常，尤为可口。春季上市的菠菜，对解毒、防春燥颇有益处。菠菜含草酸较多，有碍机体对钙和铁的吸收，宜先用沸水烫软再炒。

8. 葱、蒜

葱和蒜在春季营养最丰富、最嫩、最香、最好吃，此时食之可预防春季最常见的呼吸道感染。

9. 柠檬

柠檬含丰富的维生素 C，喝一杯柠檬水，除了可以排出体内有毒物质外，亦有天然的美白肌肤功效，有助于消除脸部雀斑。宝宝喝柠檬水，能获得大量维生素 C，对防治春季流感等有帮助。

三、宝宝春季保健汤品食谱

1. 莲子百合羹

功效：可补益脾胃、润肺、宁心安神，适合于小儿日常食用。

材料：选用莲子 15 克、干百合 15 克、鸡蛋 1 个、白糖适量。

做法：将莲子去芯，与百合同放在沙锅内，加适量清水，慢火煮至莲子肉烂，加入鸡蛋、白糖。鸡蛋煮熟后，即可食用。

2. 南杏润肺汤

功效：可补益肺气、润肺、止咳化痰，适合天气干燥时或肺气弱、易咳嗽的小儿平时饮用，也可用于肺炎恢复期调补身体。

材料：选用南杏 12 克、北杏 9 克、蜜枣 4 枚、猪肺200 克。

做法：南杏北杏去皮、尖，猪肺洗净切成小块，用少许食

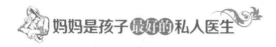
用油在铁镬中炒透，加适量开水，与蜜枣同放在砂锅内，煲1～2小时，即可食用。

3. 芡实鲫鱼汤

功效：可补气、健脾、固肾，适合于脾胃弱、食欲不振、大便不调的小儿或一般儿童日常食用，能增强脾胃功能。

材料：选用芡实15克、淮山15克、鲫鱼1条（约150克）。

做法：鲫鱼去鳞、鳃及内脏，用少许食用油在铁镬内煎至淡黄色，然后与芡实、淮山同放入砂锅内，加适量清水，煲1小时，以食盐调味，即可食用。

4. 浮小麦猪心汤

功效：可健脾益气、宁心安神、健脑益智。

材料：选用浮小麦25克、大枣5枚、猪心1个、桂圆肉6克。

做法：猪心对边切开，洗净积血，大枣去核，上料同放入锅内。加适量清水，煲1小时，以盐调味，便可食用。

5. 参术大枣汤

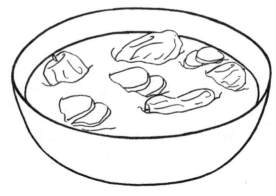

功效：可健脾益气、祛湿开胃，常用于体倦、胃纳欠佳、大便不畅的小儿。一般儿童饮用，也可健脾开胃。

材料：选用党参 10 克、云苓 20 克、白术 6 克、大枣 5 枚、鲜鸭肾 1 个。

做法：云苓打碎，大枣切开去核，鲜鸭肾剖开、鸭内金洗净后与上料同放入锅内，加适量清水煲 1 小时，以盐调味，便可食用。

四、宝宝春季精美菜式食谱

胡萝卜泥青菜肉末菜粥

食谱原料：胡萝卜，青菜，蒸熟肉末，粥，适量高汤，熬熟植物油。

制作方法：

①将胡萝卜、青菜煮熟制作成泥。

②锅内放入肉末、粥、高汤（猪肉汤），再加入胡萝卜泥、青菜泥，小火炖开后。

③加入熬熟的植物油和少量盐煮开即成。

健康提示：

1. 胡萝卜能提供丰富的维生素 A，能增强人体免疫力，它的芳香气味是挥发油产生的，能增进消化，并有杀菌作用。

2. 青菜含有维生素 C、维生素 B 和胡萝卜素，并含有较多的叶酸及胆碱，无机盐的含量较丰富，尤其是铁和镁的含量较高。

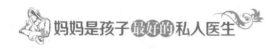

鸡蛋胡萝卜配米饭

食谱原料：鸡蛋，培根肉，米饭，火腿片、冬菇、胡萝卜，油、盐、胡椒粉适量。

制作方法：

①鸡蛋打散，加入少量的盐、胡椒粉调味，煎成薄薄的蛋皮，切丝备用。

②加热油锅，下培根炒香，放入其他的材料翻炒熟，调味；米饭煮好装入便当盒。

③蛋皮铺在米饭上，把切好形状的火腿片、冬菇、胡萝卜等拼成卡通形象。

健康提示：

1. 鸡蛋中富含有蛋白质、脂肪、维生素、钙、锌、铁、核黄素、DHA 和卵磷脂等人体所需的营养物质，对神经系统和身体发育有很大的作用，常吃鸡蛋可以健脑益智，有效改善各个年龄组的记忆力。

2. 萝卜是一种质脆味美、营养丰富的家常蔬菜，素有"小人参"之称。胡萝卜富含糖类、脂肪、挥发油、胡萝卜素、维生素 A、维生素 B_1、维生素 B_2、花青素、钙、铁等营养成分。

牛奶小米粥的做法

食谱原料：小米 59 克，牛奶 1 袋，白糖适量。

制作方法：

①小米淘洗干净。

②锅置火上，放入适量清水烧开，放入小米，先用旺火煮至小米粒涨开，倒入牛奶继续煮。

③再次煮沸后，转用文火熬煮，并不停地搅拌，加白糖，一直煮到米粒烂熟即可。

健康提示：

1. 牛奶中含有两种催眠物质，一种是色氨酸，能促进大脑神经细胞分泌出使人昏昏欲睡的神经递质——五羟色胺，另一种是对生理功能具有调节作用的肽类。

2. 在所有谷物中，小米含色氨酸最为丰富。此外，小米含有大量淀粉，吃后容易让人产生温饱感，可以促进胰岛素的分泌，提高进入脑内的色氨酸数量。

夹心鱼糕片

原料：青鱼中段 500 克、胡萝卜 50 克、玉米粒 50 克、鸡蛋清 30 克。

调料：葱姜汁、盐、黄酒、味精、淀粉。

制作要点：

①清除鱼内脏，刮掉鱼鳞，洗净，剖去龙骨（鱼中间部位的大骨）和肚肠，留下净鱼肉。绞（剁）碎成茸三等分，一份加入煮熟绞（剁）碎的胡萝卜泥，另一份加入玉米粒绞（剁）碎的泥，最后一份保持白色原味，分别调味加葱姜汁、盐、黄酒、味精、蛋清、淀粉并搅拌均匀。

②一方盘涂油，将白色鱼茸平铺盘底，先后放上胡萝卜鱼茸、玉米鱼茸，铺平，上笼蒸，中大火蒸熟取出，改刀成片状。在炒锅中加油、鲜汤、盐烧开，放入鱼片，湿淀粉勾芡即可。

营养价值：鱼肉蛋白质、钙质丰富，胡萝卜富含维生素 A，加上玉米为粗粮，B 族维生素充分，组合为营养充足、强

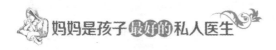

体健身的春季儿童特色佳肴。

特色：白红黄夹心，层次分明，鲜香滑软，适合 1 岁半以上婴幼儿食用。

软溜虾仁腰花丁

原料：虾仁 400 克、猪腰 100 克、蛋清 40 克、枸杞 5 克、山药丁 50 克、西兰花 50 克。

调料：葱、姜、油、盐、黄酒、味精、淀粉。

制作要点：

①虾仁洗净去沙肠，吸干水分，加盐、味精、蛋清、生粉上浆。猪腰洗净剖去杂质，剞花刀，切小块状，放入含黄酒的清水中浸泡片刻，除异味。枸杞泡软，山药丁煮熟，西兰花洗净摘朵状煮熟待用。

②在热锅中加油，烧至四成热，放入虾仁滑油至熟捞出。另将油温烧至五成热，放入腰花，爆熟捞出沥油。

③锅中留少许油，放入葱段姜片煸香取出，放入虾仁、腰花、枸杞、山药、西兰花翻炒片刻，加少许汤汁，盐、酒、味精，水淀粉勾芡，淋麻油出锅装盆，西兰花挑出围边。

营养价值：鲜嫩润口，色彩美观。适合 2 岁以上婴幼儿食用。

虾仁蛋白质、钙质丰富、开胃补肾，猪腰蛋白质、铁、锌充足，补肝肾。枸杞明目，山药健脾，西兰花胡萝卜素充分，对幼儿的视力和皮肤有益。

春夏交替，照顾宝宝不可大意

春季的天气总是让人难以揣测，一热一凉，气温非常不稳定。稍有大意就会使宝宝感染热伤风，出现发烧、头疼等问题。春夏交替，照顾宝宝不可大意，头疼、发烧等问题都要引起妈妈们的关注。因此为了减少宝宝出现各种疾病，今天就春夏交替时节受妈妈们关注的几大问题为大家做出如下解答。

一、春夏交替之际宝宝最容易发生什么疾病？

春夏交替之际宝宝可能会发生各种疾病。例如：流感、热伤风、呼吸道疾病、过敏性疾病和肠道疾病，其中最容易发生的当属流感和热伤风。主要原因是，春夏交替的季节是各种病毒活跃的季节，加之温度忽高忽低，很多妈妈们会给宝宝减少穿衣的数量。但这样做并不妥当，春夏交替只是换季节不是换天气，穿衣不当就很可能使宝宝感染上流感和热伤风。

二、宝宝患上流感、热伤风会出现什么症状？

患上流感、热伤风的宝宝最明显症状发热、头疼。一般情况下是高热，而且伴有怕冷、头疼、腰背和四肢肌肉酸痛、胸

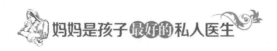

痛、疲乏无力、食欲差、鼻塞、流涕、打喷嚏等症状，同时还会出现恶心、呕吐等胃肠道反应。

三、在春夏交替之际宝宝要怎么预防感染上各种疾病?

预防这些疾病要从衣食住行的各个方面着手。首先，在给宝宝穿衣方面要依据天气的变化，及时增减。天气较热时，要注意给宝宝减少衣物，防止出汗；天气较冷时要及时增加衣服，防止受寒。其次，在饮食发方面要少吃反季节的蔬菜水果，除此之外，还要给孩子吃鱼、虾、猪肉、牛肉等食物，做到均衡摄入营养。另外，还要注意让宝宝多喝水。再次，宝宝外出玩要或运动时，要减少衣物并及时擦汗，切勿在未擦汗前直接脱掉衣服。最后，在行方面要多出去运动，运动可以锻炼宝宝，从而提高他的免疫力，但是要注意在春夏交替各种流行性疾病好发的季节，尽量不要带孩子去人员密集、拥挤的公共场所，以减少发病机会。

四、如果宝宝不慎感染上热伤风，要怎么办?

倘若宝宝感染热伤风的典型症状就是发热、头疼，妈妈们知道宝宝出现这些症状就要注意了。在治疗方面，药物治疗对于宝宝来说并不适合，建议给宝宝物理降温。而在物理降温中使用退热贴进行降温是最便捷、最有效的方法。"退热贴"，在短时间内渗透到宝宝的皮肤，进入局部组织，快速地达到退烧的效果，无需口服，具有天然的安全性，建议选用含水量高的退热贴，利用大量的水分蒸发可快速为宝宝降温。

宝宝的健康是全家的大事，因此妈妈们在照顾宝宝的问题上切不可含糊。尤其是在这春夏交替之际，宝宝一点点的头疼、发热都要引起妈妈们关注。了解宝宝容易出现的各种问题，掌握正确的解决方法，才能更加轻松地应对。

夏季呵护儿童的重点

儿童疾病具有明显的季节性。夏季天气炎热，有些疾病的发生率明显增多，如肠道传染病、细菌性食物中毒、虫媒传染病、中暑等。这些疾病严重地威胁着儿童的健康和生命。所以，预防这些疾病的发生是夏季儿童保健工作的重点。作为家长，首先要对这些疾病有所了解，然后要结合儿童的实际情况采取有针对性的防治措施。

一、警惕病从口入

肠道传染病和细菌性食物中毒都是因为患者吃了不清洁的食物而引起的。肠道传染病是一组经消化道传播的疾病，常见的此类疾病主要有细菌性痢疾、伤寒、副伤寒和甲肝等。这些疾病常常是由于该病的病原体从肠道传染病人和病原携带者的粪便及呕吐物中排出后，污染了周围的环境，然后又通过饮食进入到儿童的胃肠道而起病。此类疾病的发病往往具有群发性。所以，预防该病的关键是必须管好孩子的嘴。具体地说，家长应从以下几方面着手：①要让孩子养成便后和餐前洗手的

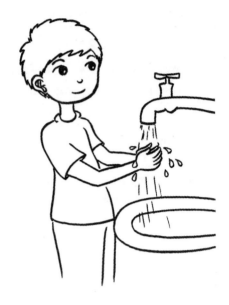

习惯。②不给孩子吃生的或半生不熟的海鲜，以及凉拌菜。③孩子吃瓜果时应先将其洗净。④不要让孩子过多地喝冷饮，以免降低其消化道的抵抗力。

细菌性食物中毒是由于患者吃了被细菌（如沙门菌、大肠杆菌、嗜盐菌和葡萄球菌、肉毒杆菌、链球菌等）污染的食物所致。这些细菌在繁殖过程中可产生大量的外毒素，即使被这些细菌污染的食物经过了高温处理，其毒素也不会完全被破坏，儿童食用这类食物后便可引起中毒。因此，预防该病的关键是：家长为儿童购买的食物必须新鲜和清洁。儿童在食用这些食物前还必须经过加热处理。经加工处理的食物须尽快食用，不可长时间地放置，更不要给孩子吃过夜的食物。

二、预防乙型脑炎

乙型脑炎简称"乙脑",是通过蚊子传播的一种虫媒传染病。该病患者以 10 岁以下的儿童最为多见。在我国,乙脑呈季节性流行,主要流行于 7 ~ 9 月间。该病患者的主要临床表现有高热、剧烈头痛、喷射性呕吐、嗜睡、昏迷、抽搐和脑膜刺激征等。该病常可导致患儿死亡或留下神经系统后遗症。预防乙脑包括两方面工作,即进行乙脑疫苗的预防接种和消灭蚊子。接种乙脑疫苗是预防和控制乙脑最经济、最有效的措施。根据免疫程序,儿童在 1 岁时应注射第一针乙脑疫苗,1 ~ 2 周后再注射第二针乙脑疫苗,然后在 2 岁和 7 岁时再分别加强注射一次乙脑疫苗。由于注射乙脑疫苗后一个月,人体抗乙脑病毒的免疫力才能达到高峰,因此儿童应在乙脑流行期到达的前一个月完成乙脑疫苗的接种。另外,由于乙脑可通过蚊子传播,所以杀蚊防蚊也是预防乙脑的重要措施之一,家长应采取一切手段避免孩子被蚊子叮咬。

三、避免中暑的发生

由于儿童的身体发育还不够完善,其体温调节功能和散热功能较差,所以夏季儿童(尤其是新生儿)很容易中暑。中暑一般可分为先兆中暑、轻症中暑和重症中暑三种类型。先兆中暑的患儿常表现为出汗增多、口干舌燥;较大的患儿可自诉全身乏力、头晕心悸、胸闷恶心等。轻症中暑较先兆中暑重,轻症中暑患儿除有先兆中暑的症状外,还有体温上升、皮肤灼

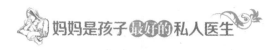

热、面色潮红、大量出汗、恶心呕吐、血压略降等表现。重症中暑的患儿常表现为体温明显增高（可达40℃甚至更高）、突然昏厥倒地、神志不清、手足抽搐、血压骤降、皮肤干燥无汗或大汗淋漓等。对发生重症中暑的患儿如不及时抢救，可导致其死亡。

孩子中暑后，家长或老师应迅速采取抢救措施。对发生先兆中暑和轻症中暑的患儿，可先将其扶到阴凉通风处，解开其衣扣，用冷湿毛巾敷其头部，并让患儿多喝淡盐开水。对有头晕、恶心、呕吐等症状的患儿，可给其服用十滴水、人丹或藿香正气水等药物。对重症中暑患儿，首先应迅速将其抬至阴凉处进行就地抢救，然后马上拨打120，及时将其送往医院进行救治。

中暑是完全可以预防的。预防儿童中暑，最重要的一点就是在天气炎热的时候尽量避免让其到户外活动，尤其应避免让儿童在正午时分受到暴晒；同时要给孩子适当地补充水分，如让孩子多喝些淡盐开水、绿豆汤、酸梅汤，多吃些蔬菜瓜果等。必要时可在家中或在身边准备些十滴水、清凉油、风油精等解暑药，当孩子出现了中暑征兆时，可及时为其使用。

夏季谨防跟屁虫伤宝宝

此处所讲的跟屁虫和我们平时所说的"跟屁虫"是两回事儿，是指一种对人体有害的寄生虫。这种寄生虫会通过某种媒介进入到人体皮肤组织，造成局部红肿、瘙痒，不利于小儿健康。夏季到来，父母要多注意孩子被跟屁虫感染。

一、什么是跟屁虫

跟屁虫感染在医学上称为"匐行疹"又叫幼虫移行疹。是寄生虫种类中的钩虫等待钻入人体皮肤产下幼虫，幼虫在人体皮肤组织移动造成的行疹（家长不要过于担心，幼虫在人体内存活期较短）人们戏称为跟屁虫。跟屁虫不会对人体造成太大的伤害，但会直接影响到人们的日常生活，搞得孩子寝食难安。所以，夏季到来，家长们要做好跟屁虫预防工作，以免在不注意的情况之下孩子感染跟屁虫，不利于孩子健康成长。

二、跟屁虫感染症状

孩子如果被感染，皮肤表层会出现红色线状，类似于被竹枝等物刮伤留下的红印，向外微微凸起，伴有红肿和发痒。随着幼虫在皮肤下的移动，红线会跟着移动。出现此症状，家长要带孩子看皮肤科，不然可加重症状，不利于孩子的正常生活。

三、常见感染部位

一般常见感染人群为儿童，儿童抵抗力低，可能坐在草地上或是吃海鲜等原因而导致感染。多发于夏季。手足，小腿，臀部都是感染的重点部位。尤其是暴露在外的皮肤组织，更是

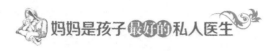

容易感染。有些在存活状态下的跟屁虫成虫也可通口腔进入到人体，如孩子触碰到了带有成虫的物质，成虫就会附着在孩子的手上，当孩子把手放入嘴里，或是没有洗手直接拿食物送入嘴中时，成虫就会跟着食物从口腔进入到人体。

四、如何预防跟屁虫感染

夏季到来，父母要少带孩子去不干净的水源玩耍，避免接触到带虫卵的水源是关键。家里尽量不养猫狗等小动物，孩子都喜欢小动物，他们将猫狗等小动物抱在怀里，与皮肤亲密接触，感染的概率就大大提高。

不吃没有煮熟的海鲜、肉类，没有煮熟的食物中可能存在寄生虫，进入人体后就可以产下幼虫。父母一定要关注孩子的饮食，所有食物尽量都不要生吃，尤其是各种鱼类和肉类，都有可能存在寄生虫，稍不小心就会导致感染，不利于孩子的健康成长。

宝宝夏日要注意防晒

夏日猛烈的阳光很容易晒伤宝宝娇嫩的皮肤，所以在带宝宝出门前，要先给宝宝做好防晒工作。

一、宝宝的皮肤可以抵挡阳光吗？

人体皮肤是依靠皮肤色素来抵抗紫外线的，皮肤可抵抗多强的紫外线要看皮肤色素的多少。由于宝宝只有很少的皮肤色素，所以1岁以下的婴儿只能接受很少的紫外线，他们完全不适宜在烈日下暴晒。而1~3岁幼儿的皮肤色素较婴儿时期已增加很多，所以可以接受较多的紫外线，但也不宜在烈日下暴晒10分钟以上。

二、防晒办法

1. 避开阳光照射较强的时段

上午十点到下午四点是太阳紫外线最强、杀伤力最大的时候，这段时间应避免让宝宝在太阳底下暴晒。

最适合晒太阳的时间是清晨和傍晚。这两个时段的日照不是很强烈，此时晒太阳既能增强皮肤的适应能力，又能避免皮肤被晒伤。

2. 避免宝宝在强光下直晒

在阳光下，当宝宝影子的长度小于身高时，即须寻求遮蔽处。

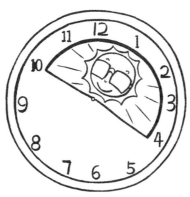

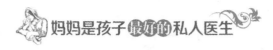

不要让宝宝在强光下直晒。在树荫下或阴凉处活动，同样可以让身体吸收到紫外线，而且不会损害皮肤。每次晒太阳的时间以 1 小时左右为宜。

3. 做好防晒措施

白天带宝宝外出时要带宽沿、浅色的太阳帽以及遮阳伞，以防紫外线，最好两者同时使用，因为伞对紫外线的抵挡作用只有1/3，与太阳帽同时使用比较有效。另外，穿上透气性良好的长袖薄衫或长裤，红色衣服最能防晒。

出门前最好为宝宝涂上防晒霜或含有防晒成分的润肤露，尽量使用宝宝防晒露，成人用的防晒霜有时含太多的香料，宝宝会对这些产品产生过敏而出现瘙痒及红疹。在给宝宝擦防晒用品时要先擦干皮肤，绝不能在湿润或出汗的皮肤上使用，否则，防晒用品很快便会脱落或失效。

三、宝宝晒伤了怎么办?

1. 轻度晒伤

症状：局部皮肤变红，鼻尖、额头、双颊等部位可能有脱皮现象。

应对措施：

（1）马上带宝宝躲进树荫或其他遮蔽处，并尽快给宝宝的肌肤补充水分。

（2）用医用棉沾冷水在脱皮部位敷上 10 分钟，这样做能起到安抚皮肤、迅速补充表皮流失水分的作用。

（3）用冷水冰一下，减轻灼热感，使皮肤逐渐恢复，或将伤处浸泡于清水中，起到让皮肤镇静、舒缓的作用。

（4）把宝宝安置在通风的房间里，或洗一个温水澡，这些方法都能让宝宝感觉舒服。洗澡时不要用肥皂，以避免刺激伤处。

2. 严重晒伤

症状：局部皮肤出现水疱。

应对措施：

（1）如果晒伤的是肩膀、胸部及背部这些面积较大的地方，可以用纱布吸满饱和的生理盐水或清水，冷藏片刻。待冰凉后，敷于刺痛部位，约20分钟后取下，可以消除灼热感并且恢复精神。

（2）如果晒伤的是宝宝的腿部，并且脚部出现浮肿，将宝宝的腿抬高到高于心脏的位置，可缓解不适。

（3）如果发现宝宝晒伤严重，除了家庭紧急处理外，更重要的是立即带宝宝去医院就诊。

宝宝夏季补水要预防水中毒

在炽热的夏天里，成年人都会热得口干舌燥，甚至脱水，更何况是体质娇柔的小宝宝呢？所以，妈妈们为了对抗这燥热的夏日，不管不顾地开始频频给宝宝补水。可是，妈妈怎么也想不到，这频频补水反而给宝宝带来了大问题。补水补出祸，一些年幼的宝宝似乎生病了，甚至有的宝宝身体痉挛，这到底怎么回事呢？其实，就是因为补太多的水，让娇柔的宝宝

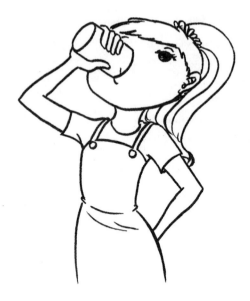

"水中毒"了。

很多妈妈，可能会很诧异地问：喝水太多会中毒吗？答案是肯定的。

水中毒的状况一般好发于 6 个月以下婴幼儿，症状包括嗜睡、不安、厌食、呕吐、体温降低等，甚至出现全身性痉挛、昏迷的现象。

出现水中毒的情形主要是因为婴幼儿的肾脏功能要到 1 岁以后才能达到成人正常的标准。因此，一旦宝宝喝水太多，肾脏将无法及时排出体内的过多水分，而水分积聚在血液中导致钠离子浓度被过分稀释，造成低血钠，引起水中毒，进而影响脑部活动。

另外，可能是因为所喝的配方奶没有按照正确的比例冲泡，奶水过稀导致宝宝摄取水分过多。

（1）0~6个月

6个月以下的宝宝只要喝母乳或者配方奶粉即可，因为当中已经包含了宝宝所需要的水分和营养，一般无须额外地添加水分。应避免过度稀释配方奶，避免让他们饮用含电解质的饮料。但有些父母有这样的误区，担心宝宝上火，每次喂奶以后，给他喂很多的水，其实这样做反而导致宝宝喝奶量减少，影响营养的吸收。

未满6个月的婴儿肾还没发育成熟，喝太多水会使他们排出多余水分的同时也排出纳，纳流失可影响大脑活动，导致宝宝出现烦躁、瞌睡、体温过低、脸部浮肿等水中毒的早期症状，进而还会出现抽搐、痉挛或惊厥，须及时治疗。

（2）6个月~1岁前

根据添加辅食的情况，如果喝奶还是比较多，稍微添加一些米糊的话，宝宝吸收的水分还是比较充足的，因此额外补充的水分可以相对少些。如果宝宝以固体食物为主，食物比较干燥，可以多加一些水。每次吃完后，给他喝一两勺白开水，每次大约在15~30ml，一来有助于清洁宝宝口腔，二来可以在宝宝味蕾发育的前期，让他接触淡淡的开水味，这对培养宝宝以后良好的饮水习惯很有帮助。

（3）1岁以后

宝宝的喝水量让宝宝自己控制，尤其是1岁以后，宝宝可以自己拿杯子了，可以训练培养他及时喝水的习惯。喝水很多时候是出于习惯，如果是当你感到口渴了才喝水，那已经是缺水了。

需要额外补水吗？

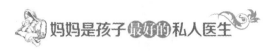

该不该给婴幼儿额外喝水呢？

6 个月以下婴儿的胃容量相对较小，如果额外补充水分，很可能就影响到喝奶量，进而减少其他养分的摄取。因此，只要宝宝没有患上水分容易流失的疾病，一般不建议给宝宝补水。

（1）未添加辅食的宝宝

一般来说，只要宝宝的进食状况正常，就不需要再额外补充水分，除非在天气非常炎热、室内没有空调的情况下，才可以补充少量开水。

（2）添加辅食的宝宝

就 6 个月之后的婴儿来说，多半已经开始接触奶水之外的其他辅食，水分摄取的来源更加丰富。因此，可以在宝宝进食后或两餐之间补充少量开水，这样能够帮助宝宝清洁口腔，也有益于牙齿健康。

正确的喝水时机：婴幼儿喝水应以不影响正餐为原则，可以通过观察宝宝每天的排尿状况来判断是否缺水。一般来说，1 岁以下宝宝每天应该换 6~8 次尿布，年龄较大的宝宝每天应该排尿 4~5 次。

当宝宝出现以下五种状况时，就需要及时补水：尿味很重、尿的颜色很黄、便秘、嘴唇干裂、哭泣时没有眼泪。

特别注意：宝宝喝果汁要有所节制

如果宝宝摄入太多果汁或含糖分的饮料，将容易造成蛀牙、腹泻、腹胀、腹痛、过胖甚至营养不均衡。而太早让宝宝接触含糖饮料，会让宝宝更加不爱喝水，日后肥胖概率也更高。因此，宝宝喝果汁一定要有所限制！

秋天宝宝拉肚子怎么办最好

过了炎热的夏天，凉爽的秋天就来临了。在带来凉爽的同时，各种病毒也跟着接踵而来！这时，宝宝脆弱的胃肠道很可能会受不了病毒侵袭，从而产生拉肚子的状况。所以，妈妈要特别留心照顾好宝宝的肠胃，发现宝宝拉肚子，赶紧用正确的方法处理，帮助宝宝恢复健康，过一个舒适的秋天。

一、秋季腹泻的原因

虽然夏季容易引发孩子腹泻，但是在秋季，孩子也会拉肚子。经过了炎炎夏日，秋季便是夏冬的交替季节，早晚凉，中午热，这就使得孩子容易在早晚的时候受凉，受冻，导致拉肚子，呕吐，甚至感冒发烧。另外，孩子在秋季容易遭受病毒的侵袭，例如大肠杆菌，轮状病毒等等都会使得孩子的胃肠道受到损伤，引起腹泻。当然如果妈妈喂养不当，孩子吃了剩菜剩饭也可能导致腹泻，因此妈妈们要注意对孩子身体的防护，不要让他们生病。

二、孩子腹泻，妈妈须注意什么

1. 多给宝宝饮水

如果孩子腹泻的话，父母要让孩子多喝白开水，因为腹泻

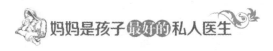

会使孩子脱水，体内水分大量的消失，需要及时补充，喝白开水正好可以补充身体的水分。当然父母还可以给孩子喝些米汤，米粥，一方面补水，一方面便于孩子的消化，不至于让孩子空腹没有营养，饿坏肠胃。

2. 保护孩子的臀部

如果婴儿腹泻的话，因为经常拉便便要擦拭，便会使臀部发红，疼痛，因此，父母要做好臀部的防护措施，在平时要使用温水清洗孩子的屁屁，然后用柔软的毛巾擦拭，不要用粗糙的纸，会磨破孩子屁屁上的皮肤的。

3. 喂食清淡的食物

在孩子腹泻的时候，不要觉得孩子缺乏营养需要补充，就给他们吃大鱼大肉，这些反而会给肠胃带来负担，使得肠胃变得脆弱，不能消化，导致腹泻严重。应该以流质和半流质为主，也就是奶、米汤、粥为主，暂时不要吃烂饭或硬饭。避免过敏性食物。例如海鲜、鸡蛋等；不吃生冷的、硬的、油炸和脂肪多的食物。特别是生冷的东西。炖苹果含有丰富的鞣酸蛋白，有吸附作用，可以止泻。这样可以让孩子摄入营养的同时，保养肠胃。

4. 及时补充糖分

孩子腹泻会使体内的糖分流失，因此需要补充葡萄糖来补充身体能量。因此，父母在平时要注意给孩子喝些葡萄糖口服液，让他们的身体不至于缺乏能量，体力虚弱。如果要喂养孩子补充其他的糖分，最好是单糖，不要那些乳糖，或者是多糖的食物，因为孩子的肠胃很可能因为不能消化乳糖而腹泻更严重。所以，喂养要得当，不要随意地给孩子吃东西。

三、秋季如何预防孩子腹泻

1. 最好以母乳喂养。由于母乳中富含免疫球蛋白，有助于增强婴幼儿胃肠道的免疫能力，母乳喂养的宝宝较少得秋季腹泻，即使得，病情也会轻很多。

2. 注意饮食卫生，防止病从口入。

3. 合理喂养、定时定量，循序渐进地添加辅食，切忌几种辅食一起添加。

4. 少吃富有脂肪的食物，多吃新鲜蔬菜，补充维生素 B，改善胃肠功能。

孩子，冬季要注意保暖

冬季寒潮来袭，昼夜的气温变化较大，这个季节，小孩子一冷一热最容易生病，最常见的就是着凉后的感冒，如不留心，还会引起许多大病，如肺炎、心肌炎、急性肾炎……所以，妈妈在冬季一定要懂得给孩子保暖，合理穿衣，注意增减。

当孩子受寒时，会出现如下症状：不寻常的安静、嗜睡不哭闹、活动力差、拒食、胃口不佳；虽然肤色仍可能正常，但触摸会感觉冰凉。除了行为上的些许变化外，宝宝外观几乎完全正常不易被发觉，因此，妈妈需要特别留心才行。

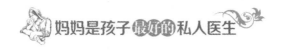

一、妈妈的五个注意事项

1. 注意多喂水

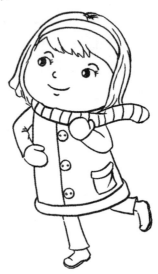

喝水不仅能保暖，而且还能保持在寒冷干燥的季节，避免宝宝上火，引发口唇溃疡、便秘等。

2. 注意让宝宝多活动

宝宝多运动，能促使宝宝运动时血液循环加强，就不觉得冷了。不会走路的宝宝，可由妈妈帮助他们按摩四肢活动。但要注意运动时少穿一件衣服，不要运动到出汗。冬天应让宝宝到户外呼吸新鲜空气，但要注意在室外应比在室内多穿一件厚风衣。

3. 注意不要盖得太多

天冷也不能盖得太多，因为宝宝会因为盖得太多，蹬被子。盖得太多，影响呼吸，也易使宝宝烦躁，睡不安稳。重点做好宝宝头、肚子和脚几个关键部位的保暖，这对于宝宝的健康来说是很有益的，不需要全身穿得厚厚的。

4. 注意少开空调

长时间开空调，空调房内和室外温差大，更易使宝宝受凉。并且，空调房内的空气流通不好，使宝宝更易受到细菌侵扰，对宝宝的健康不利。

5. 注意安排洗澡

天冷宝宝洗澡尽量安排在中午，室温在 20℃ 以上，穿好衣服后室温还应保持一段时间，并且要把宝宝的头发用热风吹干，然后把宝宝放进热的被窝里。

二、如何帮助孩子保暖

1. 把宝宝置于较温暖的环境（如屋内），或以大人的体热来围护着孩子，勿让宝宝吹到风；但勿将窗门闭紧，仍须有新鲜空气进入流通（尤其在车内），让废气能排出。

2. 保持宝宝全身皮肤的干燥，去除身上潮湿衣物，将体表水分擦干，以免水分因蒸发时吸收更多的体热。

3. 用温热的包被及毛巾将孩子全身裹紧，包括头部（非脸部）；注意勿给宝宝戴口罩，以免阻碍其正常的呼吸；要穿内衣，能贴身保暖。

4. 可以让宝宝喝些温热的饮料或甜点。

5. 利用热源，如电热器、烤灯或电毯等，对宝宝的身体及周遭环境逐渐地加热（切忌在局部或以直接接触皮肤的方式烘烤，以免造成灼伤），使体温上升至正常温度（摄氏 37 度左右）即可。

6. 摩擦宝宝肢体及躯干，增加血液循环，而能将中央的

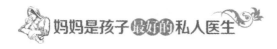

热源输送到身体各处。

三、寒从脚起，注意孩子脚的保暖

冬天气温很低，孩子的脚部保暖工作尤其需要重视。人的双脚离心脏较远，血液供应少，如果受凉，微血管要痉挛，进一步使血液循环量减少。

孩子脚的表面脂肪很少，保温能力很差。冬季双脚站在地面上，会散发大量的体温，使脚的温度降低，从而增剧微血管痉挛，供血受阻又进一步降低双足的温度。这样不仅导致冻疮发生，而且影响内脏，成年人还会引起胃痛、下腹痛、月经不调、阳痿、腰痛、腿痛等疾病。

另外，一旦脚部受寒后可以反射性地引起上呼吸道黏膜微血管收缩，纤毛运动减慢，身体抵抗力削弱，于是潜伏在鼻咽部位和新侵入的病原微生物就乘机大量繁殖，使人伤风感冒、发生气管炎等疾病。

脚的保暖关键在锻炼和穿好鞋袜。孩子冬天最好穿棉袜和棉鞋。冬季湿冷地区可穿着抗冻疮袜，因为湿度能加剧双脚的温度散发，造成微血管痉挛、供血受阻和组织坏死，形成冻疮。抗冻疮袜有防止微血管痉挛和保持血液循环畅通的作用。另外冬季穿的袜子、鞋垫和棉鞋等应经常烘晒，只有鞋袜干燥，才能保暖。

四、保暖须讲科学，一定要"适度"

1. 婴幼儿衣物穿得过多，势必会限制其手足的活动，甚至影响到呼吸。

宝宝出生后手足就会活动，是先天的一种了解环境、接触外界的能力，它们需要很快知道手和脚是用来干什么的，如何才能指挥手脚的活动为自己提供方便，并通过与各种东西接触、感觉，加深对外界的了解和适应，这种能力和机会如果受到限制无疑对孩子的发育不利。

因此冬季孩子所穿的衣物要宽松，不能影响孩子手、足活动。聪明的父母还应当给孩子们提供更多手、足活动的机会，不断强化手和脑之间的联系。

2. 从增强孩子抗病和耐寒能力上讲，过度保暖也是不适宜的。

一方面如果害怕孩子被冷风吹着而整天紧闭门窗，会造成室内新鲜空气不足，使宝宝发育不良，抵抗能力减弱，容易罹患各种感染。

另一方面如果孩子从不出大门一步，就会由于缺乏日光的照射，容易患维生素 D 缺乏性佝偻病，后者不仅使患儿的骨骼和神经系统发育异常，还会进一步削弱其抗病能力。

因此，即便是冬季也要注意婴幼儿房间的通风换气，3 周以内的婴儿可在室内进行空气浴，每次 1 ~ 2 分钟，但室温不应低于 20 摄氏度。

有条件的最好进行水浴，水浴时室温应在 18 ~ 20 摄氏度之间，水温应在 35 ~ 36 摄氏度之间，最好用澡盆给新生儿洗澡且动作要迅速，洗好后把婴儿放在大毛巾被上边擦边包裹，然后用襁褓包好。如果遇上晴好的天气，应当让孩子到户外接受阳光的照射。

此外，更为重要的是，婴幼儿不能用电热毯来取暖。因为

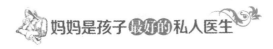

后者是持续供热，如果此时孩子全身又捂得很严实，散热不好，就会使孩子的体温随着被窝内的温度不断上升，高热和大量出汗，时间一久就会对孩子的循环和神经系统造成损害，有学者将其形象地称为冬季"中暑"现象。

冬季中暑多发生于 2～10 个月大的婴儿。由于年轻的父母唯恐孩子着凉，给孩子身上裹着大衣、毯子，还要用上热水袋、电热毯等，加之房间门窗关闭，室内空气不流通，使孩子如同生活在"人造夏季"，致使体温逐渐上升，等父母发觉时，孩子已处于高烧之中，形成冬季"中暑"。

婴儿易发生冬季"中暑"的原因，还与其体温调节中枢功能尚未健全，对外界气温的适应性较差有关，尤其是出生后 5 个月以内的婴儿，他们产热量大，而出汗散热又较缓慢，这种产热和散热的不协调，使婴儿容易在环境影响下出现高热。俗话说："要得小儿安，须带三分饥与寒"。这就要求年轻的妈妈一定要学好婴幼儿保健知识，既不能让孩子着凉，又不能让孩子"中暑"。

婴幼儿对寒暖自调能力差，衣着的厚薄起着辅助调节作用。许多父母担心宝宝受凉感冒，往往过分地加衣保暖，岂不知，衣着太厚照样会引发感冒。

这里关键是对受凉感冒的认识问题。风寒入侵肌表致病的先决条件是肌腠开、汗孔张、卫表不固，除先天禀赋薄弱之外，正常儿衣着过厚会造成汗孔开张，这就给风寒入侵创造了条件。而衣被适当薄些，汗孔相对闭合，风寒之邪则不易侵入，这就是衣着越厚反而越易受凉的原因。小儿"稚阳稚阴"且为"纯阳之体"，易寒易热，故应按气温增减衣被，力求冷暖适宜。

第八章　必须掌握的急救措施

　　在生活中，还处于"弱势"的孩子们，经常会遭受到意外伤害，所以，作为孩子的妈妈，应该多学习，掌握一些基本的急救措施，这样一来，当孩子发生意外伤害时，就能够在一定程度上降低伤害，并为医院的进一步急救打下很好的基础，甚至在某些情况下是生与死的差别。因此，一定要万分重视。

宝宝意外烫伤怎么办

在生活中，如果宝宝不小心烫伤了，到底该怎么做？是立刻用冷水冲洗？还是用冰块儿冷敷？妈妈到底该怎么做，才能让宝宝减少疼痛，化险为夷呢？

随着社会不断地发展，电、气、火使用量在不断地增多，家里自然也就会增加一些不安全的隐患。不过，通常宝宝遭受烫伤，大都是因为大人疏忽造成的。若宝宝真的烫伤，妈妈千万别慌，一定要让自己冷静下来，然后根据不同情况，进行有针对性的应急处理，只有这样，才能尽可能地降低烫伤对宝宝所造成的伤害。

一、热液烫伤

热汤、热水瓶、暖水袋以及洗澡水，宝宝稍不小心，或者爸爸妈妈稍不留神，这些高温的液体就可能使宝宝烫伤，面对这些情况，妈妈究竟该怎样处理呢？

处理办法：

1. 除去衣物

宝宝穿着衣服被热水烫到时，若无法马上脱下衣服，可让宝宝先泡到浴缸里再把衣物脱掉，或用剪刀将衣服剪开取下。

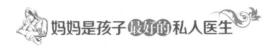

2. 冷水降温

去除衣物后，用自来水大量冲淋、浸泡烫伤的部位，替伤口降温。一般 15 分钟左右的降温时间即可。

3. 涂抹药油

宝宝的烫伤如果不严重，没有造成伤口，妈妈可以为宝宝涂抹药油。妈妈将药油滴在宝宝烫伤部位，用手指轻轻地抹均匀。

4. 包裹包扎

涂药后直接包上消毒药布、干净的手帕或纱布把宝宝送往医院治疗。注意不要随便涂外用药，以免伤口感染。

5. 送往医院

即使宝宝只是受到轻微的烫伤，最好也要到有烧伤整形外科的医院就诊。

注意事项：

1. 当宝宝伤口面积过大时，身体容易受到风寒，最好能中间稍作休息后再做继续降温的工作。冷水降温不仅可以延缓烧烫伤所引发的组织损害的速度，还具有镇痛的效果。

2. 若宝宝烫伤较严重，除去衣服时，已有明显的红色渗水的创面（表皮已烫掉）就不要再用水冲洗，以免感染；也不要把冰块儿直接放在伤口上降温，以免皮肤组织冻伤。应用庆大霉素加生理盐水擦拭患处，用纱布严密包裹后，立即送医院进行治疗。

3. 如果是舌头被烫伤，可以用盐水漱口消炎，然后含一口醋。

二、化学性灼伤

部分家庭会使用到烧碱，但却将烧碱随便放置，宝宝如果不小心沾到，就会被灼伤。面对类似这种化学性的灼伤，妈妈又该如何处理呢？

处理办法：

1. 流动水冲洗

无论是什么化学物品，宝宝一旦受伤后要立刻用流动的水冲洗受伤部位，至少 15 分钟。绝对不要把宝宝的受伤部位泡在水里，因为化学物质扩散，容易造成更严重的伤害。

2. 立即送医院

化学性灼伤通常需要立即送医院治疗，所以在为宝宝做应急处理的同时，如果身边有可以帮忙的人，应立即同时拨打急救电话，让医院派救护车来接宝宝以尽量缩短救治时间。

注意事项：

若伤到宝宝的眼睛，应撑开宝宝的眼睑并以大量的清水（最好是无菌的水）持续冲洗。

三、火焰烧伤

有些家庭，爸爸吸烟后喜欢随手扔掉烟头儿、随手乱扔打火机；妈妈在做饭期间不关闭燃气；部分地区仍继续使用的火炉……这些都很容易造成宝宝被火焰烧伤。

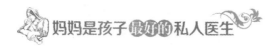

处理办法：

1. 灭火

宝宝身上着火时，可用棉被或大布单包住，此时切勿让宝宝奔跑，以免助长火势。如果宝宝能听懂话，爸爸妈妈可立即让宝宝双手掩住脸部就地卧倒。卧倒后让宝宝不断地滚动或者爸爸妈妈用大块湿布巾包住灭火。

2. 冷却

等火熄灭后，宝宝如果穿着衣服，可按前述的方法，让宝宝先泡到浴缸里再把衣物脱掉，接着再用洗脸盆、舀水盆或浴缸中的水浸泡烧伤的部位，用自来水大量冲淋，替伤口降温。15 分钟左右的降温时间即可。

3. 就医

烧伤面积大或年龄较小的宝宝，不要浸泡太久，以免体温下降过度造成休克而延误治疗时机。尤其是当宝宝意识不清或叫不醒时，要赶快送医院。

注意事项：

1. 千万不要揉搓、按摩、挤压烫伤的皮肤，也不要急着用毛巾擦拭，伤处的衣裤应剪开取下，以免表皮剥脱使皮肤的烫伤变重。

2. 创面不要用红药水、紫药水等有色药液涂抹，以免影响医生对烫伤深度的判断，也不要用碱面、酱油、牙膏等乱涂，以免造成感染或使创面加深。

四、电灼伤

宝宝好奇心强，自我保护的意识还较弱，如果爸爸妈妈在看护时稍有疏忽，很可能就会被电灼伤。比如：电线老化造成金属线裸露、电线接头没有进行处理等。

处理办法：

1. 切断电源、心肺复苏

要先切断电源或用绝缘体将宝宝与带电物分离开。当宝宝失去知觉时，要先检查呼吸、心跳，若心跳停止，应就地立即施行人工心肺复苏术，同时尽快通知医院派医护人员参加抢救，待心跳呼吸初步恢复再送医院继续抢救。

2. 浸泡或直接送医院

电灼伤后受伤程度较深，且伤害多在体内，可不必经过冲水、泡水直接送医治疗。但若衣服着火烧伤则仍然需以火焰烧伤的方式先处理。

特别提示

1. 对于严重的各种烫伤，特别是头面、颈部，因随时会引起宝宝休克，应尽快送医院救治。

2. 头、面、颈部的轻度烫伤，经过清洁创面涂药后，不必包扎，以使创面裸露，与空气接触，可使创面保持干燥，并能加快创面复原。

3. 如宝宝有发烧的情况，局部疼痛加剧、流脓，说明创面已感染发炎，应请医生处理。

4. 宝宝烫伤超过体表总面积的5%（每1%体表面积相当于一个手掌大），经过正确的早期急救处理后，都应该去正规烧伤专科治疗，以免延误治疗，造成不良后果。

安全意识，全在日常防护，妈妈要注意：

1. 妈妈在平时就要对宝宝进行安全意识的培养。如：教会宝宝在使用饮水机时先接凉水再接热水；洗澡时一定先用手试一试水温等。

2. 在日常生活中，妈妈要做一个有心人，注意家中的开水壶不要放在宝宝可以够到的地方；过烫的用具和食物也一定不要让宝宝接触到；电熨斗用完后，要放到安全处等。

3. 宝宝可能出现各种烫伤的情况，妈妈一定要避免冬季取暖设备造成的烫伤，如暖水袋、开水壶、电熨斗、焰火、生日蜡烛、吃烧烤、火锅、吸管喝热饮、饮水机等。

幼儿误食异物怎么办

由于本能，婴幼儿经常会抓到什么东西就往嘴里塞，这样做，就会造成误食异物，从而不得不求医诊治、住院；其实，生活中的这种意外是可以预防的，只要妈妈多用点心，注意居家环境，便能减少很多意外的发生。但是意外还是不幸发生的话，妈妈可以按照正确的步骤处理，这样就能将误食异物的伤害降到最低。

一、为什么幼儿容易误食异物

为什么幼儿总喜欢拿东西往嘴里塞？他们知道自己拿的是什么吗？其实幼儿会习惯性把东西放到嘴里，包括生理与心理两大因素。一般幼儿在4、5个月大时，就会开始进入口欲期，一直持续到3岁，因此，幼儿会不断尝试抓取东西往嘴里放，而6个月大的幼儿即会吸吮与咀嚼，这时候的幼儿，手会不断抓握，并透过尝试、学习的过程，以寻求心理慰藉，满足安全感。

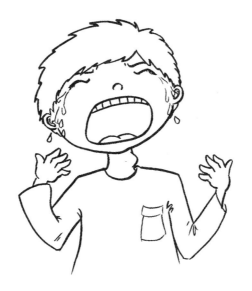

此外，因为幼儿的视线还不清楚，所以会通过触摸来累积经验，以感觉东西的软硬、味道与大小等。幼儿在此学习当中，会慢慢地累积智力，对事物更充分地了解。

二、如何判断幼儿误食异物

要判断幼儿是否误食异物，可以从几个症状来观察。幼儿发生误食情况后，当异物进入气管发作时会有咳嗽症状，同时亦会有想吐的感觉；如果异物吸进肺部，可能会出现哮鸣声。另外，父母也可从孩子的表情来观察，当幼儿脸色变差时，异物很有可能已经卡在气管间了。父母若怀疑孩子误

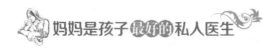

食异物，应立即就医治疗，否则异物长期塞在气管，易引起溃烂，严重时，更可能导致支气管发炎，家长不可忽视其严重性。

三、体内易卡住异物的地方

1. 气管喉头——气管卡住时幼儿易发出哮鸣声，严重时可能会发生吸入性肺炎，应立即送医。

2. 食道（食道上端狭窄处或食道下端进入胃的贲门处）——当异物卡在食道时，应先用急救法帮助幼儿咳出，如果是持续卡在食道或卡住的是有毒性物质，如圆盘电池等，应尽快用内视镜取出异物。

3. 胃及十二指肠（特别是胃出口到十二指肠的幽门处）——如果异物相对是无危险性的，如钱币、纽扣等已经在胃里时，最长可先观察 4 周。如果是卡在十二指肠，一般建议最长可观察 2 周，看异物是否会自行排出，若仍没有动静，再以内视镜取出。

4. 小肠进大肠处——假使异物一直卡在小肠，就必须通过开刀方式取出。如果已经进入大肠，且分析异物是无危险性的，可让异物随粪便排出。

5. 直肠肛门口——可通过挖取拿出异物。

四、异物卡在气管还是食道？

最简单的判断方法是观察幼儿是否能发声说话，如果无法发声，则可能完全阻塞气管，应立即采用上述两种急救法，帮助排出异物；若还能说话，表示异物在食道内，或是部分阻塞气管，不需再急救，而是应该送医院治疗。

五、需要照 X 光吗?

当家长怀疑幼儿吞食异物时，请先注意孩子的周围是否有疑似误食的物品，并用手电筒检查孩子的嘴巴及喉咙，是否看得到异物。如果能确定吞食的是什么东西，而且也能当场取出，就不需要照 X 光。但如果是无法判断究竟有无误食异物，就医时医师会帮孩子照 X 光。X 光涵盖范围包括喉咙、胸部及腹部。

提醒家长，并非所有异物都能透过 X 光检查出来，金属类最容易显影，如果是塑料类、木头、玻璃等比较不容易显影的异物，就会使判断造成困难，因此 X 光片的结果不能完全排除幼儿误食异物。

另外，如果是透过 X 光检查，分析相对是无危险性的非尖锐性异物，如钱币、纽扣等，是可通过粪便排出的，只要多喝水，吃些帮助排便的蔬果，大部分一两天后都能排出。所以在事故发生后三天内的每次排便，请家长把便便留在便盆或容器里，耐心地用竹筷仔细翻开粪便检查，看看是否有异物排出。若异物没有排出，请再次带孩子就医诊治。

六、预防孩子发生气道异物

主要措施有：

1. 不给学龄前儿童吃花生、瓜子、豆类及带核的食物

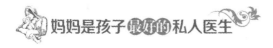

（如枣子、梅子、橘子等）；

2. 及时纠正孩子将小玩具含入口中玩耍的不良习惯，并尽量避免将有可能吸入气道的小玩具给孩子玩；

3. 培养孩子安静进食的良好习惯，孩子在进食时，应严禁其吵闹跑跳，大人在此时也应注意尽量不要训斥、惊吓孩子，不要与孩子逗笑。

七、发生以下情况时应注意

1. 孩子在吃了花生米、瓜子、豆类或带核食物后，出现较剧烈的咳嗽，呼吸困难、声音嘶哑或闻及喘鸣音时；

2. 孩子在没有其他感冒症状而突然出现剧烈咳嗽时；

3. 对经医生治疗但反复不愈的支气管炎、支气管哮喘的患儿，家长亦应引起重视，应反复询问孩子有无食用上述食品，并及时向医生提供有关线索。一旦发现孩子发生了气道异物，则应争分夺秒立即在现场采取有效措施，如孩子张口后可在咽喉部位看见异物，则可小心谨慎地用手指伸进去将异物抠出。如异物已进入气管内，应立即将孩子头朝下竖起，并重重地拍击孩子背部，以便异物自然落出。在采取上述措施后，无论是否已将异物排出，均须及时将孩子送往医院检查。

八、异物都能自行排出吗？

一般来说，直径小于2厘米（约1元硬币大小），长度小于4厘米的异物，若不是尖锐的、或有腐蚀性的物品，都可以通过粪便排出。但如果是异物大小超过此范围，或已经严重影响到呼吸或吞咽的情况，或者卡在任何一段消化道，超过可接受的观察期间，分析可能非常困难自行排出者，则需靠内视镜取出。

阻塞呼吸道及食道的异物，一定要尽快取出。纽扣电池虽然很小但具腐蚀性，也要尽快拿出。除此之外，一般而言80%～90%无危险性的异物都可自行排泄出来，10%～20%需通过内视镜取出，1%极少数所误食的无危险性异物，需经由开刀才能拿出来。

孩子意外窒息怎么办

一、常见宝宝的窒息原因

1. 宝宝吃完奶后，容易出现溢奶的现象，如果把宝宝仰面放在床上，溢出的奶会呛到肺里，造成婴儿窒息。

2. 怕宝宝着凉，把宝宝捂得严严实实的，宝宝呼吸不到空气造成窒息。

3. 塑料口袋蒙到宝宝的脸，宝宝无法拿开，家长未及时发现。

4. 大点的宝宝学会抓下自己的扣子或玩具往嘴里送，也容易发生窒息。

5. 宝宝吃坚果或鱼时被卡住。

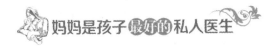

6. 和别的宝宝玩耍时被手捂住鼻子不能呼吸。

7. 孩子游玩时掉进水里窒息。

二、急救处理方式

如果怀疑宝宝咽部有异物阻塞，但他仍然哭和咳嗽，可以让他继续咳嗽，并仔细观察有无异常。注意，此时不要拍他的背部或给他水喝。

1. 如果婴儿不能哭、咳嗽或呼吸，或者发出尖锐的声音，大人可以站起来，让宝宝的腹部贴着大人的前臂，屈曲一侧膝关节，把前臂放在大腿上，让婴儿的头部越过屈曲的膝关节，用另一侧的手掌在婴儿两侧肩胛骨之间轻拍 5 次，每次都尝试着促其排除异物。

2. 如果婴儿呼吸道仍然被阻塞，可把他轻轻地翻过来，大人把 2 到 3 个手指放在婴儿胸骨的中央部，做 5 次胸部按压之后要检查一下婴儿的口腔。如果做了 3 轮背部拍打和胸部按压后异物仍然未清理干净，就要打电话叫救护车。此时，应继续实施以上抢救措施，帮助婴儿存活。

3. 如果婴儿的意识丧失，但仍有呼吸，可让他仰卧，头轻轻倾斜向后，用一个手指在婴儿口内触摸并清除阻塞的异物。如果婴儿丧失意识并停止呼吸，要进行心肺复苏。如果有脉搏但是没呼吸，应继续抢救以恢复呼吸。用一只手将婴儿的头向后倾斜，用另一只手托起下颌以通畅呼吸道。把口对准他的口和鼻，每隔 3 秒向宝宝的口鼻内小幅度吹一次气，直到婴儿恢复自主呼吸。

三、小儿如何预防意外窒息

1. 检查儿童床，拿掉枕头、毛绒玩具和其他松软物体，这些都是引起孩子睡觉时窒息的隐患。

2. 儿童床上最好不挂玩具，如果要挂，绳子长度不宜过长。（7英寸）

3. 最好给孩子穿拉链衫，如果穿纽扣衫，则要时常检查纽扣是否松动脱落。

4. 去掉孩子衣服上的装饰物，如小装饰物、装饰带等。

5. 孩子吃东西时，要让孩子安静并认真看护，让他们坐直认真地吃，不要边跑边喂，边吃边看电视和讲笑话。

6. 孩子吃东西时，保证他们手可及范围内没有小颗粒物（包括食物）如玩具部件、花生粒、葡萄等。

7. 不要给3岁以下的孩子吃圆形坚硬的小颗粒食物，如硬糖、坚果、葡萄和爆米花等。

8. 购买玩具时，注意查看玩具包装上有关安全的说明。如多部件拼装玩具不适宜3岁以下儿童。

9. 经常查看孩子的玩具，是否有部件或碎片脱落。

10. 学习简单的意外窒息急救方法：将孩子倒置，拍打背部，并让孩子尽力咳嗽。必要时甚至可以将婴幼儿倒置拍打等。

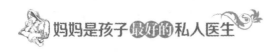
宝宝呛奶怎么办

　　婴儿呛奶是咽喉活塞——会厌失灵造成。会厌在食道与气道交汇处，会厌是这个交叉路口指挥食物和空气分流的一个特殊组织结构，好像一个带折叶的盖子，能灵活地掀开和盖住声门气管。当呼吸或说话时，会厌向上张开，使喉腔开放，气体自由出入；当咽东西时，会厌向下，盖住气管，使东西不至进入气管内，只能进入食道。那么是什么指挥会厌呢？当然是人体神经系统通过吞咽反射等一系列复杂肌群活动来完成。新生儿、婴幼儿神经系统发育不完善，易造成会厌失灵，而呛奶就是其主要表现。

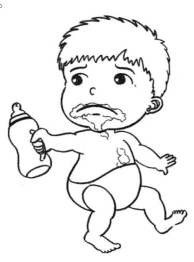

婴儿吐奶时，由于会厌活塞盖运动失灵，没有把气管口盖严，奶汁误入了气管，叫做"呛奶"；还由于婴儿神经系统发育欠完善，一些反射还很薄弱，不能把呛入呼吸道的奶咯出，这便导致气道机械性阻塞而发生严重呼吸困难缺氧，即称为"呛奶窒息"。

呛奶窒息的婴儿可出现颜面青紫、全身抽动、呼吸不规则，吐出奶液或泡沫、鲜血、黑水等。婴儿的大脑细胞对氧气十分敏感，如抢救不及时极易造成婴儿猝死。

一、如何预防婴儿呛奶？

1. 喂奶时机适当。

不在婴儿哭泣或欢笑时喂奶；不要等宝宝已经很饿了才喂，宝宝吃得太急容易呛；孩子吃饱了不可勉强再喂，强迫喂奶容易发生意外。

2. 姿势体位正确。

母乳喂养宝宝应斜躺在妈妈怀里（上半身成 30 ~ 45 度），不要躺在床上喂奶。人工喂养宝宝吃奶时更不能平躺，应取斜坡位，奶瓶底儿高于奶嘴，防止吸入空气。

3. 控制速度。

妈妈泌乳过快奶水量多时，用手指轻压乳晕，减缓奶水的流出。人工喂乳的奶嘴孔不可太大，倒过来时奶水应成滴而不是成线流出。

4. 注意观察。

妈妈的乳房不可堵住宝宝鼻孔，一定要边喂奶边观察宝宝脸色表情，若宝宝的嘴角溢出奶水或口鼻周围变色发青，应立

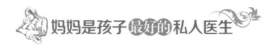

即停止喂奶。对发生过呛咳的婴儿、早产儿，更应严密观察，或请医生指导喂哺。

5. 排出胃内气体。

喂完奶后，将婴儿直立抱在肩头，轻拍婴儿的背部帮助其排出胃内气体，最好听到打嗝，再放婴儿在床上。床头宜高15 度，右侧卧30 分钟，再平卧，不可让孩子趴着睡，避免婴儿猝死。

二、呛奶窒息如何急救？

1. 就地出招

因为严重窒息，完全不能呼吸，婴儿几乎没有入院急救的机会，家长只能争分夺秒立即抢救。

2. 体位引流

如果宝宝饱腹呕吐发生窒息，应将平躺宝宝脸侧向一边或侧卧，以免吐奶流入咽喉及气管；如果宝宝吃奶之初咽奶过急发生呛奶窒息（胃内空虚），应将其俯卧在抢救者腿上，上身前倾45 ~60 度，利于气管内的奶倒空引流出来。

3. 清除口咽异物

如果妈妈有自动吸乳器，立即开动，只用其软管，插入宝宝口腔咽部，将溢出的奶汁、呕吐物吸出；没有抽吸装置，妈妈可用手指缠纱布伸入宝宝口腔，直至咽部，将溢出的奶汁吸出，避免婴儿吸气时再次将吐出的奶汁吸入气管。

4. 刺激哭叫咳嗽

用力拍打孩子背部或揪掐刺激脚底板，让其感到疼痛而哭叫或咳嗽，有利于将气管内奶咳出，缓解呼吸。

5. 辅助呼气

重点是呼气，带有喷射力量。方法是抢救者用双手拢在患儿上腹部，冲击性向上挤压，使其腹压增高，借助膈肌抬高和胸廓缩小的冲击力，使气道呛奶部分喷出；待手放松时，患儿可回吸部分氧气，反复进行，使窒息缓解。

在上述家庭抢救的同时，拨打 120 呼救，或准备急送医院抢救。

孩子被宠物咬伤怎么办

现在很多人都喜欢在家里养一些小动物，例如：小狗，小猫等。它们是大人和小孩心爱的宠物，但是却没意识到这些宠物也会咬人，抓人，大人还有能力躲开，但是一般小孩子是难免要遭殃的，他们常因嬉戏逗弄过度而造成宠物伤人事故。那么，孩子一旦被这些宠物咬伤，抓伤，第一时间应该如何处理呢？需要注意哪些问题？

首先，妈妈们要先了解：

1. 宠物咬伤：喜欢小动物是孩子们的天性，作为孩子的伙伴，宠物确实有助于孩子培养爱心、学会沟通、增强责任感。然而，这些看似可爱的小动物，却成为了威胁儿童身心健康的"隐形杀手"，未接受过动物检疫的宠物，对人体健康存在着极大威胁，被这些宠物咬伤、抓伤后，极易感染狂犬病毒威胁生命安全。

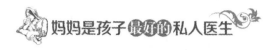

2. 狂犬病：狂犬病又名恐水症，是由狂犬病毒所致的自然疫源性人畜共患急性传染病。其流行性广，病死率极高，几乎为100%，对生命健康造成严重威胁。人狂犬病通常由病兽以咬伤的方式传给人体而受到感染。临床表现为特有的恐水、恐声、怕风、恐惧不安、咽肌痉挛、进行性瘫痪等。

一、儿童被宠物咬伤的急救方法

第一步：远离凶狗，确保安全。

当孩子被狗咬伤了，我们首先要确保安全，因为处于狂犬病发病期间的狗是非常狂躁的，所以我们大人在处理的时候一定要先控制好现场的安全环境，防止被疯狗再次咬伤。

第二步：辨别伤口严重程度

来到受伤的孩子身边，我们要观察一下伤口，因为犬牙很厉害，犬齿如果把孩子的动脉咬断了的话，出血是非常大的，所以这个时候我们要立即进行局部的止血，我们可以选用局部加压止血法或者是上止血带。

但是，如果出血不是很严重的话，请切记狗咬伤的伤口不要加压包扎，因为加压包扎会促进狂犬病毒在身体的蔓延。

第三步：冲洗咬伤伤口

在现场我们应该首先使用大量的清水和肥皂水将伤口洗干净，尽可能地清除在伤口里面存留的狂犬病的病毒。比如孩子的手被狗咬了，我们可以用大量的清水或者洗涤剂或者是肥皂水来冲洗。

这个冲洗的时间要根据伤口的大小，如果是伤口很大，但是出血还不多的话，我们可以时间长一点，如果伤口很小的话，我们可以更多地选用清洗剂彻底洗干净，然后再进行冲洗。

第四步：纱布覆盖伤口马上送医

伤口冲洗以后，局部的伤口可以用纱布对它轻轻覆盖，但是切记不要用弹性绷带或者布袋子将它加压包扎。

应轻轻覆盖，没有严重出血的情况下，迅速送到医院来处理。

第五步：24 小时内必须注射狂犬疫苗

被狂犬咬伤以后，妈妈一定要带着孩子在 24 小时以内到专门的防疫部门去注射狂犬疫苗，过去医院是在一个月内分五次为伤者进行疫苗的注射，现在有的地方是进行了简化的方案，分四次给伤者进行疫苗的注射。不管是四针法还是五针法，妈妈都要记住两个原则：

1. 就是争取在 24 小时以内打第一针的疫苗，这样的话身体才有时间产生足够的抗体，当三天以后狂犬病毒在身体蔓延的时候，孩子身体就有足够的抗体来和病毒对抗。

2. 一定是全程打完四针疫苗或者五针疫苗，只有这样的话才能对孩子的身体进行有效的保护。

特别提醒：猫、猪、牛、羊都可能会传播狂犬病。

这里要提醒妈妈们，不光是狗会传播狂犬病，我们日常接触的猫、猪、牛、羊都可能会传播狂犬病，从统计学上来说，通过猫传播狂犬病占 3%，特别是猫有舔爪的习惯，有的时候不是它直接咬伤，猫的抓伤也要想到狂犬病的问题，也要到专门的医院去打狂犬疫苗。

到目前为止，世界卫生组织认定狂犬病的潜伏期是 6 年，

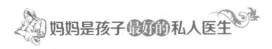

有的报道是在 10 年以上，所以妈妈对狂犬病千万不要掉以轻心，一旦有被犬、猫或其他的动物咬伤的经历，要迅速到医院，在 24 小时以内注射狂犬疫苗。

孩子食物中毒怎么办

食物中毒一般多发生在夏秋季，儿童发病率较高，是由细菌污染食物引起的一种以急性胃肠炎为主症的疾病。最常见的是沙门菌类污染，以肉食为主；葡萄球菌引起中毒的食物多为乳酪制品及糖果糕点等；嗜盐菌引起中毒的食物多是海产品；肉毒杆菌引起中毒的食物多是罐头肉食制品。食物中毒后要及早进行救治，尤其是儿童。

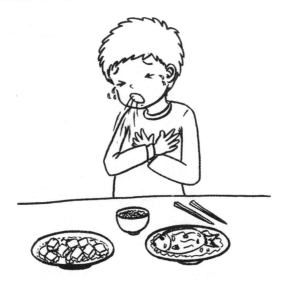

儿童食物中毒的定义，机体过量或大量接触化学毒物，引发组织结构和功能损害、代谢障碍而发生疾病或死亡者，称为中毒。中毒的严重程度与剂量有关，多呈剂量－效应关系；中毒按其发生发展过程，可分为急性中毒、亚急性和慢性中毒。

小儿中毒多为急性中毒，虽不属于儿童常见疾病，却是儿童意外伤害的主要原因。小儿急性中毒的原因主要与小儿无知、好奇、不能辨别物品与食品的异同以及善于用口咀嚼物体的特点有关；另外，也与小儿的饮食生活习惯、监护人的疏忽以及餐饮人员的卫生状况有关。

常见的小儿急性中毒包括食物中毒、药物中毒以及日用化学用品中毒等。

一、处理食物中毒的步骤要领

1. 当发生食物中毒后要及早识别，然后正确处理

首先妈妈要早期识别儿童发生的食物中毒，当儿童发生不适症状，比如说头晕、恶心、呕吐、腹痛、腹泻，妈妈要详细地询问儿童误食了何种食物，然后要考虑到是不是发生了食物中毒。妈妈的救治应该分为两部分：第一部分是清出胃内的毒物，洗胃的时间一般是在6个小时，超过了6个小时只能经过导泄或其他方法，所以妈妈要争取第一时间，处理并就医。

2. 较大且清醒的儿童中毒后可实施"催吐法"

儿童已经发生了昏迷，他无法管理好自己的呼吸道，以及1岁以下的小婴儿，他的呼吸功能比较差，这类情况都不易催吐。对于较大的儿童、清醒的儿童，妈妈可以进行催吐，另外要注意在催吐之前我们不要让儿童干呕，要先给他喝一些清

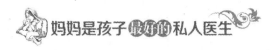

水、牛奶甚至蛋清，然后再进行催吐，这样的话会缓解呕吐本身造成的胃和食道的黏膜损伤。

3. 催吐的位置和方法需正确掌握并安全实施

催吐的位置：下压舌头，食道靠上，气管靠下，气管的地方有一个会厌，当吞食物品的时候，会厌会关上，防止食物进入到气管里。妈妈在进行催吐的时候特别要注意，千万不要让儿童吐出来的东西反流到气道里，造成气道的异物窒息。昏迷的病人和吞了有腐蚀性、化学性物品的病人不要催吐，超过5～6个小时的病人催吐也是没有任何意义的。

4. 催吐时儿童须处于前倾俯卧位以防气管异物窒息

催吐的时候不要让儿童吐出来的东西反流到气道里，造成气道的异物窒息。所以要前倾俯卧位，头处于相对的低位，下面用盆接着，然后我们用一个筷子去轻轻地伸到口腔里面，压一下他的舌根，就会造成他的呕吐反应，不一定非要伸到里面去，这样会对他造成伤害，压一下舌根他就会有呕吐的反应，然后迅速把刺激物拿出来，让他的头处在低位进行呕吐。

二、面对不同情况的中毒，不同的急救方法

1. 催吐：如果宝宝中毒不久且无明显呕吐症状，催吐是好办法。

如食物吃下去的时间在一至两个小时内，可采取催吐的方法。喝喝浓食盐水或生姜水，可迅速促进呕吐。吐过吃下去的是变质的荤食物，则可以服用十滴水来促进迅速呕吐。这是一个非常简单但很有效的方法。方法是用干净的手指放到喉咙深处轻轻划动，也可用筷子、汤匙等。同时可以喝些盐水，有补

充水分和洗胃的作用。特别是在野外误吃了有毒的蘑菇，要第一时间催吐。

2. 导泻：服用泻药，促使受污染的食物尽快排出体外。

如果病人吃下去中毒的食物时间超过两小时，且精神尚好，则可服用些泻药，促使中毒食物尽快排出体外。进食两个小时后，食物已到了小肠大肠里，这时催吐是没什么效果的，要考虑导泻。可以将中药大黄用开水泡服，也可用元明粉，也就是无水硫酸钠。但注意导泻用于体质较好的年轻人。小孩和老人要慎用，以免引起脱水或电解质紊乱。

3. 解毒：利用各种食物的特性来减轻中毒症状或解毒有一定实用价值。

食物中毒有细菌污染引起的，有农药等化学毒物引起的，有的是食物本身产生的。掌握一些食物中毒急救和自救的知识，做到分秒必争防止疫情扩大蔓延，很有必要。例如：吃了变质的鱼、虾、蟹等引起食物中毒，可取 1：2 的比例，勾兑食醋和水，兑好后一次服下。若误食了变质的饮料或防腐剂，急救方法是用鲜牛奶或其他含蛋白质的饮料灌服。

4. 送院治疗：食物中毒后，迅速拨打急救电话 120 送医院抢救。

经上述急救，中毒者症状未见好转，或中毒程度较重，应立即拨打 120 急救电话，或尽快将中毒者送到医院进行洗胃、灌肠、导泻等治疗。如果救治及时的话，很多儿童是可以转危为安的，但是如果拖延了时间，有些儿童就会有生命危险。

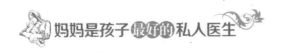

孩子触电怎么办

每个小孩都有强烈的好奇心，加上他们年幼无知，所以，常会因为玩弄电器开关及插座而被电击伤。也有一些其他的意外情况，例如：在狂风暴雨过后，电线断落，孩子随手就拾起地上带电的电线玩弄，从而不幸触电。

电流对人体的损伤主要表现在局部灼伤和全身反应。人体触电后立即引起肌肉强烈收缩，使身体弹跳摔倒而脱离电源，也可能接触电源更紧。如果接触的电压低、电感小，可发生暂时性头昏、心悸、恶心、惊恐、面色苍白、发呆、昏倒、肌肉强直性收缩。若接触的电压高、电流强、时间长．则可出现昏迷、血压下降、心律不齐，甚至呼吸、心跳停止，称为电休克。触电局部出现电灼伤，创面较深，里黄白色，甚至肌肉、骨骼完全灼伤，数日后发生溃疡、坏死。

一、孩子触电后的急救措施：

不要看到"急救"这两个字就马上联想到那是医生的事。在万分紧急的情况下，妈妈应该采用一些急救方法予以正确处理，一方面可赢得宝贵的时间，为医生做好急救的前期工作有巨大帮助，另一方面，还能有效减轻孩子的痛苦，减少留下后遗症的可能。

1. 切断电源

如果你的孩子触电，首先要切断电源，切忌用手或潮湿物品直接接触孩子和电源，可用干燥的木棍、竹竿、塑料玩具等非金属物体将孩子和电源分离，或立即关闭电源开关或总闸断电。

2. 用呼唤或轻拍肩部的方法判断孩子的意识状态。

神志清楚：如果通过身体的电流很小，触电的时间较短，脱离电源以后孩子只感到心慌、头晕、四肢发麻。要让他平卧休息，暂时不能走动，并在孩子身旁守护，观察呼吸、心跳情况。皮肤灼伤处敷消炎膏以防感染，也许表面看起来问题不大，但实际上它可能破坏你孩子的皮肤、动脉和机体组织，待病情稳定后去医院进行进一步检查。

神志不清：如果触电时间较长，通过人体的电流较大，此时电流会通过人体的重要器官（心脏和中枢神经系统），造成严重的损害，孩子表现为神志不清，面色苍白或青紫等表现，就是我们称作的电休克，必须迅速进行现场急救，同时呼唤他人打120电话并协助抢救。

3. 开放气道

让孩子面朝上平卧，一手放在额头上将头略微后仰，另一只手将下颌轻轻抬起，判断孩子有没有呼吸。

4. 人工呼吸

如果孩子没有呼吸或呼吸不规整，要迅速进行人工呼吸。对孩子实施口对口吹气：将鼻孔捏紧，施救者吸一口气，包住孩子的嘴，将气吹进孩子的口中，吹气时要观察孩子的胸部，轻微起伏即可，避免过度进气引起肺泡破裂。吹气后要停留1

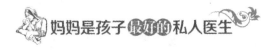

秒钟再离开孩子的嘴，使其胸部自然回缩，气体从肺内排出，连续两次吹气。如果是小婴儿，可以给予口对口鼻的人工呼吸，将施救者的口完全包住孩子的口鼻，操作程序与口对口人工呼吸一致。

二、如何预防孩子触电

1. 妈妈在选购电源插座、接线板时，要尽量选择带有多重开关并带保险装置的，目前市场上已经有了带有防止儿童误触的相关产品，这样就可以减少孩子触电的概率。

2. 细心的妈妈应该将铁丝、刀剪等可以导电的物品放到孩子不易够取的地方；并且要时刻注意，千万不要把毛巾、衣物等搭在电线上。

3. 孩子房内的电器不宜多，尤其是年龄较小儿童的房内，电器更不宜多；应避免使用落地电器，防止孩子在绊倒后发生触电事故。

4. 电灯或其他家用电器的电线如受潮或破损，要及时检修或更换；为了保险，应将电源插头用绝缘胶布等固定。

5. 无论何种设计的电源插头、插座、充电器等均要置于孩子摸不到、够不着的地方。

6. 孩子模仿性很强，因此，在调试、维修电器时不要让孩子在现场，避免其模仿。

孩子异物入眼怎么办

　　眼睛是心灵之窗，因此，眼睛对于每个人而言都十分重要，对宝宝更是如此。宝宝的眼睛十分娇嫩，结构也十分精巧，因此，要防止宝宝眼睛受到伤害，首先就要让照顾他的身边人多注意防范眼睛意外损伤。一旦宝宝的眼睛发生意外，哪怕只是细微如丝的异物，如沙子、灰尘或小飞虫也会使宝宝出现不敢睁眼、怕光、流泪等现象。很多时候，妈妈们看到宝宝难受的模样心里都十分着急，但又束手无策。那么。妈妈到底该怎么做，才能帮助宝宝解决眼睛进异物的问题，并保护好眼睛不受到伤害呢？

一、清除宝宝眼睛异物的"三不"原则

1. 不能揉眼睛

　　当眼内有异物时，不要用手或其他物品去揉、擦眼睛。因为揉眼睛，不仅异物出不来，反而会擦破角膜上皮，使异物深深嵌入角膜，加重疼痛，并且揉眼时会把细菌带进眼里，引发角膜炎、角膜溃疡。揉挤还会使眼充血，结膜水肿。有些孩子会直接用手擦眼睑内膜，这也是错误的做法，因为手上有许多细菌，直接用手擦结膜时会把细菌带进眼里，引起炎症。另外也不能用手帕或毛巾揉擦眼睛，用手帕揉擦可能损伤脆弱而灵敏的角膜，造成角膜溃疡、感染，影响视力。

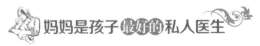

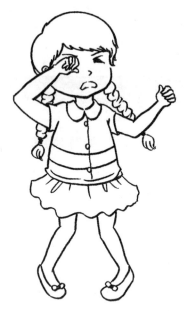

2. 生石灰进入眼睛不可用水冲

若是生石灰进入宝宝眼睛，父母千万不要直接用水冲洗，因为生石灰遇水会生成碱性的熟石灰，同时产生热量，处理不当反而会灼伤宝宝眼结膜或角膜。应用棉签或干净手绢一角将生石灰粉拨出，然后再用清水反复冲洗眼睛，至少30分钟。冲洗后还应去医院检查治疗。

3. 不乱用眼药水

当宝宝眼睛进入异物时，父母会想到为孩子使用眼药水。但眼药水不是治疗眼病的万能药，不对症使用会走入误区。在异物未取出时，滴用眼药水是无效的，部分眼药水有收缩血管的作用，滴用后可减轻患眼的充血症状，影响父母的判断。还有部分孩子对某种药物过敏，会产生不必要的损害。眼药种类很多，各有其适应证，不应交叉替代使用。所以，如果父母打算使用眼药，必须遵照医嘱，对症用药，以免增添本可避免的新的眼疾。

二、异物侵入眼睛处理 6 大步骤

1. 将宝宝的双手按住

眼睛会因遭异物入侵而产生不适感。多数的宝宝难免会用手去揉眼睛，却因此造成更大的伤害，所以当怀疑宝宝因眼睛有"脏东西"而去揉眼时，首先须将孩子的双手按住，以制止他再去揉眼睛。

2. 将宝宝的头部固定住

为了防止稍后清洗宝宝眼部时，宝宝的头部可能会晃动而影响清洗，所以大人可以用手轻轻固定住宝宝头部。

3. 让宝宝向受伤的一侧倾斜

将宝宝的头部倾向受伤眼睛的另一面（如：如果左眼受伤，头部则向左面倾斜）。

4. 准备好冷开水、汤匙

迅速准备一碗干净的冷开水（必须经过煮沸的冷水）或矿泉水。

5. 用冷开水冲洗眼睛

以汤匙盛水冲洗受伤的眼睛约 5 分钟。但不能用自来水洗眼睛，这样容易引起细菌感染。若入眼的异物量大且污染重或是化学物品时，必须用当时、当地认为最干净的水源争分夺秒冲洗 30 分钟，不能因为找不到"干净水"而延误抢救时间。

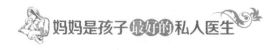

6. 闭起眼睛

待不适感稍稍缓和，可让宝宝试着闭起眼睛，并让泪水流出，希望借此让异物随泪水自然流出眼睛。

宝宝骨折脱臼怎么办

小宝宝关节腔较浅，再加上天生就好动，如果周围人再护理不当，就很容易发生骨折。根据调查显示，宝宝骨折的发病率较高，约占儿科疾病的 15%，以外伤性骨折为主。在 4 岁的幼儿中，脱臼也时有发生。若不及时处理骨折或脱臼的问题，就会造成关节不同程度地丧失功能，严重的话，还会损伤到宝宝的神经和血管。

一、孩子骨折的特征

1. 意外受伤之后，宝宝的面色会变苍白、之后会出冷汗，触摸部位或活动时，会疼痛不已。

2. 受伤部位会明显肿胀或有外形改变，这时的宝宝必然是哭闹不止。

3. 受伤部位有骨擦音。

二、孩子脱臼的特征

1. 脱臼常发生在下颌、肩、肘、髋关节等部位。一般都是牵拉不当、外伤或有较强的暴力史。

2. 脱臼后患处出现肿胀、疼痛及活动功能受限。

3. 依据脱臼的部位，宝宝可出现活动受限的特定体位。因肢体形态位置变移，可出现肢体缩短或延长，关节处明显畸形。

三、紧急处理的办法

骨折：送医院之前，不能让骨折部位活动，可找小木板或树枝等物作夹板，附于患者肢体上，在夹板或肢体之间垫一层棉花或毛巾、布之类的物品，用带子捆绑，松紧适宜，且超过上下两个关节。四肢固定时，应暴露手指、脚趾，以便观察指（趾）部位血液循环情况，调节夹板的松紧。

脱臼：发生脱臼时，不要乱动脱臼关节，应尽快就医，预防休克。若已有休克时，应取平卧位，保持呼吸道通畅，注意保暖，并备送医院进行抢救。

四、预防与护理

1. 尽量避免突然用力牵拉宝宝的手和脚，无论是伤肢还是健康肢体。在与宝宝嬉闹时，应适当控制用力。此外，宝宝发生的脱臼具有反复性、习惯性，只要发生一次，以后就容易反复发生。

2. 如果宝宝容易反复发生骨折，家长应注意是否有其他疾病存在，如内分泌障碍、骨骼异常等。并应及时向医生提供相应病史，及早诊治、及早治疗。

3. 宝宝骨折后，应补充丰富的蛋白质、维生素和矿物质。骨折初期，宝宝的胃口会比较差，应安排清淡的、易消化的食物，如给宝宝喝一些鱼汤、肉汤和蛋汤等。

4. 随着宝宝病情的恢复，食欲也会逐渐好起来，应适当增加富含蛋白质的食物，如瘦肉、鱼、蛋以及大豆制品等。矿物质和维生素对骨折的恢复也很重要，应鼓励宝宝多吃些含钙和维生素丰富的食物，如牛奶、大豆制品、新鲜蔬菜和水果等。

孩子关节扭伤怎么办

在发育成长中的孩子，他们的骨骼和成年人相比，富有韧性，但是刚度差，他们的骨骼含有机成分、水分较多，但矿物质却较少。所以，孩子骨关节损伤，尤其是累及与生长有关的骨骺部位损伤，与成人相比，在受伤机制、好发部位、愈合时间、继发改变等方面有其独特之处。加之孩子未完全发育成熟，不同部位的骨头生长出现时间不同，诊断困难。如常见的肘关节骨折，它是由三块骨头组成的关节，骨骺多，骨骺出现及闭合时间不一，功能结构复杂。更加困难的是，孩子的哭闹以及损伤疼痛所致的不配合，会直接造成医学影像摄影体位和影像质量不符合检查要求，从而令诊断质量大打折扣。

儿童骨关节损伤包括某些成人的骨折类型和仅发生于儿童

的骨折，前者主要指儿童骨干骨折，而后者指累及骨骺部位的骨折。儿童骨干好发青枝及弯曲骨折，与成人骨干骨折相比愈合快。婴儿、新生儿骨折数日后，十多岁者数周后，即见骨痂生长；塑型能力强，即使有成角畸形或断端重叠，也能在短期内再塑形为正常；骨折不愈合少见。

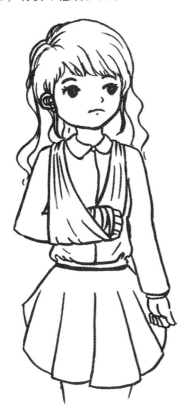

在平日里，儿童如果运动不当，就很容易造成肢体的扭伤，扭伤的常见表现有红肿及皮肤青紫、关节不能转动，疼痛等。

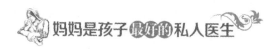

关节过猛的扭转、撕裂附着在关节外面的关节囊、韧带及肌腱，就是扭伤。扭伤最常见于踝关节、手腕子及下腰部。发生在下腰部的扭伤，就是平常说的闪腰岔气。

痛是必然出现的症状，肿及皮肤青紫、关节不能转动，都是扭伤的常见表现。

急救措施：

1. 在运动中扭伤手指，应立即停止运动。首先是冷敷，最好用冰。但一般没有准备，可用水代替。将手指泡在水中冷敷 15 分钟左右，然后用冷湿布包敷。再用胶布把手指固定在伸指位置。如果一周后肿痛继续，可能是发生了骨折，一定要去医院诊治。

2. 如踝关节扭伤，首先是要静养。用枕头把小腿垫高。可用茶水或酒调敷七厘散，敷伤处，外加包扎。

3. 腰部扭伤也要静养。应在局部作冷敷，尽量采取舒服体位，或者侧卧，或者仰平卧屈曲，膝下垫上毛毯之类的物品。止痛后，最好是找医生来家治疗。

注意事项

1. 腰肌扭伤，最重要的是安静，慌慌张张地跑医院是使疾病加重的原因。如果处理不当，会反复发作，可能发展成椎间盘脱出。

2. 为防止再度发生踝关节扭伤，要在鞋底外侧后半段垫高半公分（即在外侧钉一片胶皮或塑料），以保护韧带。

3. 腰扭伤者最好睡硬板床，扎宽腰带，并锻炼腰肌。

孩子惊厥怎么办

一、什么是惊厥

惊风是小儿时期常见的一种急重病症，通常表现为出现昏迷。它又称为"惊厥"，俗名叫做"抽风"。这种病，任何季节都可以发生，一般以 1~5 岁的小儿为多见，并且是年龄越小，发病率越高。其症情往往比较凶险，变化迅速，威胁小儿的生命。

二、孩子惊厥时的表现

1. 刚出生的新生儿突然不开口，不会吃，稍有声音刺激便引起全身抽动，应首先考虑接生时感染了破伤风杆菌。

2. 如有新生儿出生时上过产钳才娩出，头上有大血疱，突然抽风，不发热，应考虑颅内出血。

3. 稍大一点的婴儿吃奶感染都照常不误，四肢或面部突然抽动，不发热，应首先想到缺钙。

4. 如遇抽风又有发热，精神不振，呕吐，头前（前囟门）凸起，颈项僵硬，应想到是感染了脑膜炎或脑炎。

5. 3~5 岁孩子突然不省人事，抽风咬舌，口吐白沫，大小便失禁，很可能是癫痫。

总之，凡能引起大脑皮层神经元异常放电的疾病均可引起惊厥。

三、孩子惊厥的急救措施

不管是什么原因引起的惊厥，没有到医院之前，妈妈都应尽快地控制惊厥，因为惊厥会引起脑组织损伤。下面看一下妈妈该怎么做。

1. 使病儿在平板床上侧卧，以免气道阻塞，防止任何刺激。如有窒息，立即口对口鼻呼吸。

2. 可用手巾包住筷子或勺柄垫在上下牙齿间以防咬伤舌。可用针刺或手导引人中、内关等穴。

3. 发热时用冰块儿或冷水毛巾敷头和前额。

4. 抽风时切忌喂食物，以免呛入呼吸道。

5. 缺氧时立即吸氧。控制惊厥首选安定。静脉慢注 $0.1\sim0.3$mg/公斤/次，$1\sim3$ 分钟见效。最好分秒必争送医院查明原因，控制惊厥、抗感染和退热三者同时进行。

孩子切割伤怎么办

在生活中，由于好奇心驱使，孩子经常喜爱玩弄刀具，相互强夺，比比划划，在这过程中，最容易受伤。所以，妈妈要多留心，并在平时多嘱咐孩子少动刀具，远离危险的利器。但是如果还是不幸发生了切割伤，那么，妈妈在第一时间该如何处理呢？

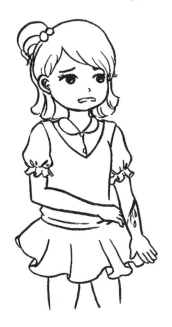

一、处理步骤

1. 轻微切伤发生后，应采取以下措施：

步骤1：用清水和肥皂将伤口彻底洗净，使伤口周围的皮肤保持干燥。

步骤2：用干净纱布覆盖伤口，然后进行轻轻包扎。

2. 严重切伤发生后，应采取以下措施：

步骤1：冷静止血，用纱布放置伤口处加压包扎，无纱布时，使用手掌压迫是最便利的止血方法，一般压迫5~10分钟即可止血。

步骤2：如果学前儿童出血严重，应抬高受伤部位至高于心脏的高度，用干净的布块加压止血。

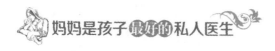

步骤3：包扎伤口，但不要过紧，因为伤口会有些肿胀。

步骤4：立即将儿童送往医院，如果必要，在医护人员的指导下注射破伤风疫苗。

二、注意要点

1. 身体受伤部位尽量放得高于心脏，这样容易止血。

2. 在伤口上不要放脱脂棉或手指。刺入物不可立即拔出，这样可以避免失血过多和更严重的伤情。

3. 不要在伤口上涂抹动植物油，以免造成感染。

三、预防措施

1. 在生活中，要尽量避免孩子接触到一些尖刀利器。

2. 妈妈要懂得教育自己的孩子，在活动场所须多注意玻璃、剪刀利器等。

3. 孩子在使用各种刀剪锐器时要十分小心，最好有大人在一旁指导。